내 몸을 지키는 새로운 건강 테크
기적의 음이온

내 몸을 지키는 새로운 건강 테크
기적의 음이온

1판 1쇄 발행 | 2009년 10월 25일

지은이 | 이청호
발행인 | 이용길

발행처 | **모아북스** MOABOOKS
영업 | 권계식
관리 | 윤재현
디자인 | 이룸

출판등록번호 | 제 10-1857호
등록일자 | 1999. 11. 15
등록된 곳 | 경기도 고양시 일산구 백석동 1332-1 레이크하임 404호
대표 전화 | 0505-627-9784
팩스 | 031-902-5236
홈페이지 | http://www.moabooks.com
이메일 | moabooks@hanmail.net
ISBN | 978-89-90539-58-8 03570

이 책은 저작권법에 따라 보호를 받는 저작물이므로 무단전재와 무단복제를 금합니다.
이 책 내용의 전부 또는 일부를 이용하려면 반드시 모아북스의 서면동의를 받아야 합니다.

· 좋은 책은 좋은 독자가 만듭니다.
· 본 도서의 구성, 표현안을 오디오 및 영상물로 제작, 배포할 수 없습니다.
· 독자 여러분의 의견에 항상 귀를 기울이고 있습니다.
· 저자와의 협의 하에 인지를 붙이지 않습니다.
· 잘못 만들어진 책은 구입하신 서점이나 본사로 연락하시면 교환해 드립니다.

내 몸을 지키는 새로운 건강 테크

기적의 음이온

이청호 지음

모아북스
MOABOOKS

들어가는 말

철저한 예방보다 나은
친환경적인 삶은 없다

최근 녹색 성장과 친환경이 새로운 화두로 떠오르면서 친환경적인 삶에 대한 관심도 점점 더 커지고 있다. 하지만 아직까지 친환경적인 삶이란 구체적으로 어떤 것인지, 어떻게 하면 유해물질로부터 벗어나 건강한 삶을 살아갈 수 있는지 등등 보다 심층적인 고민들은 여전히 존재하고 있다.

사실 우리 주변의 자연환경이 여전히 과거만큼 울창하다면 이런 고민은 필요치 않을지도 모른다. 하지만 나날이 새로운 건물과 산업단지가 들어서는 현대사회에서는, 과거처럼 울창한 숲과 흘러넘치는 강을 기대할 수 없다. 이 때문에 우리는 친환경적 삶을 단순한 환경 구호가 아닌 우리 생활로 끌어와야 한다.

그렇다면 오염된 현대사회 환경에서 자연과 더 가까운 일상, 건강한 삶은 어떤 모습이어야 할까? 지금부터 그것을 하나씩 살펴봐야 한다.

현대인들에게 보내는 경고

우리의 생존을 위협하는 가장 위험한 요소 중에 하나가 환경오염이다. 심지어 일각에서는 환경오염이야말로 전쟁보다 무서운 재앙이고, 이대로 놔두다가는 수질오염, 자연재해, 바이러스의 창궐 같은 재난이 닥쳐 인류가 절멸하게 될지도 모른다고 우려한다.

산업의 발달과 기술의 발달은 분명 우리에게 편리한 생활을 가져다주었다. 그러나 처음에는 우리 일상의 편리를 도와주던 이 기술들이 적정한 선을 넘어서면서 오히려 독이 되기 시작한 것이다.

예를 들어 수질오염과 대기오염이 이미 위험 수치에 다다랐다는 것은 잘 알려진 사실이다. 대규모 공장에서 발생하는 온실가스가 세계적인 문제로 떠오르면서 각국의 기업들은 탄소 배출권 싸움을 하고 있다. 그뿐인가. 온갖 먹거리와 상품들에 투입되는 유해한 화학물질과 환경호르몬 문제가 터지면서 우리가 일상적으로 사용하는 물건들도 더는 안심할 수 없다는 불안감이 커져가고 있다.

문제는 여기서 끝나지 않는다. 주안점을 두고 봐야 할 점은 현재 드러난 환경오염이 빙산의 일각에 불과할지도 모른다는 점이다. 즉 이 순간에도 쉬지 않고 쌓이고 있는 이 오염들은 비단 지금뿐만 아니라, 수십 년 후 더 큰 질병을 불러올 수 있다. 전 세계에 불어 닥친 신종플루 비상, 중국의 황사, 그리고 그 이전의 조류독감과 사스 등도 같은 맥락에서 보면 어떤 한 가지 원인으로 일어난 문제가 아니다. 오염된 물, 오염된 토양, 오염된 공기처럼 서로 사슬처럼 유기적으로 얽혀 상호작용하고, 장기적으로 순환하는 환경 전체가 오염된 결과이다.

다시 말해 우리를 위협하는 이런 신종 질병들이 창궐하는 가장 근본에는, 환경오염을 방치하고 자연의 사슬을 끊어버린 우리의 잘못이 있다고 할 것이다.

방치와 외면이 질병으로 이어진다

최근 세계적인 경보가 발령된 신종플루를 보자. 영국의

가디언(The Guardian)지는 이번 신종 플루가 멕시코 베라크루즈 주 돼지독감 출원지로 알려진 라 글로리아 지역의 세계 최대의 축산 회사 스미스필드 돼지 농장에서 비롯되었다고 지적한 바 있다.

이 농장의 8개 축사에는 1만 5천여 마리 돼지가 사육되고 있는데, 문제는 이곳이 마치 공장처럼 돼지를 길러낸다는 점이다. 이곳은 햇볕도 없고, 돼지 배설물에 살모넬라균을 비롯한 수많은 병원균들이 서식하고 있다. 또한 악취와 오염물질, 폐수가 넘쳐흐르는 병균의 천국이다. 게다가 돼지들은 좁은 우리에 갇힌 채 사육된다. 즉 이곳에서 일단 질병이 발생하면 급속도로 전염병이 확산될 가능성이 높다.

실제로 지난 2월초에는 1천800여 명의 주민이 급성 호흡기 질환에 걸리기도 했지만, 이렇다 할 대책이 마련되지도 않았다. 스미스필드가 검역의 책임을 피해가면서 문제의 근원은 해결되지 않은 채 방치되었다. 그리고 앞으로도 이윤을 위해 오염 원인이 방치되는 한 이런 질병들은 얼마든지 다시 우리를 찾아올 수 있다. 즉 신종플루는 이제 막 드러나기 시작한 재앙의 시작일지도 모른다는 뜻이다.

친환경적인 삶을 누리기 위해서는

우리를 괴롭히는 수많은 질병들이 환경오염에서 비롯된다는 것은 이미 정설이고, 따라서 우리가 할 수 있는 모든 힘을 다해 지구 전체의 환경, 나아가 내 주변의 환경을 점검해 봐야 한다. 즉 우리 일상을 위협하는 환경오염 요소들에 대해 정확한 지식을 가지고 예방하는 것만큼 더 나은 친환경적인 삶도 없는 셈이다.

예를 들어 병을 무서워하기 전에, 그 병이 어디에서 시작되는지 근원을 알고, 더 이상의 환경파괴를 방지하는 목소리에 동의하고 움직여야 한다. 동시에 그간 숨겨져 왔던, 우리를 위협하는 유해한 환경들을 최대한 인지하고, 그것을 예방하고 개선하는 일도 필요하다. 즉 울창한 숲도 바다도 없는 도시에서의 친환경이란, 우리가 할 수 있는 최선의 예방을 일상 속에서 다하는 것일 것이다. 그렇다면 우리 삶 속에서 좀 더 친환경적인 삶을 꿈꾸기 위해 갖춰져야 할 첫째 요소는 무엇일까?

이 책은 맑은 공기, 즉 음이온에서 그 답을 찾고 있다. 음이온이란 우리가 매일 숨 쉬는 공기, 우리 몸의 생리작용과

긴밀하게 관련된 물질로, 공기 중의 환경오염을 해결하는 고마운 해결사이다.

최근 등장한 질병들은 거의 바이러스 형태로 대기를 통해 이동한다. 게다가 마시는 공기 속에는 수많은 오염 물질들이 떠다니고 있다. 음이온은 이런 위험 인자들을 제거해 공기의 정화하는 친환경의 중요한 조건을 마련해줄 뿐 아니라, 우리의 생체 작용에도 커다란 영향을 끼친다.

이 책은 바로 이 음이온에 초점을 맞춰, 우리를 위협하는 일상의 환경 위험들과 그것을 방지하고 예방할 수 있는 방법, 그리고 환경 친화적 삶의 새로운 키워드로 등장한 녹색 음이온에 대한 이야기를 전개할 것이다.

이 책을 필요로 하는 이들은 누구일까?

- 환경 문제에 관심이 많고 친환경적인 삶을 꿈꾸는 분들
- 음이온에 대해 조금 더 상세히 알고 싶으신 분들
- 집에 환자나 건강이 염려되는 분들이 계신 분들
- 음이온 제품을 지인들에게 전달하고 싶으신 분들

이 모든 분들에게 이 책이 좋은 길잡이가 되기를 바란다.

목차

들어가는 말_8

철저한 예방보다 나은 친환경적인 삶은 없다

1장 건강하고 풍요로운 삶의 조건, 물과 공기와 빛_17
1. 물의 상호관계성_19
2. 좋은 공기는 건강한 삶의 기본이다_26
3. 빛은 우리 건강에 어떤 영향을 미치고 있는가?_34

2장 파악하자, 생명의 위험 신호들_41
1. 진짜 희망 VS 가짜 정보에 대한 기준_43
2. 대기오염의 심각성과 오존주의보 경고_45
3. 공기의 오염 물질이 인체에 미치는 영향은 무엇인가?_50
4. 실내 공기의 오염이 어떤 결과를 가져오는가?_53

3장 가족의 건강을 위해 꼭 알아야 할 환경 상식_59
1. 화학물질이 당신의 몸에 미치는 영향_61
2. 아토피 치료는 생활 속에서 시작된다_64
3. 보이지 않는 적, 공기 중 초미세먼지와 바이러스_67
4. 환경 호르몬을 멀리 하면 몸이 되살아난다_71

4장 무병장수의 열쇠, 항산화 작용과 음이온_75

1. 오염된 몸과 환경을 중화하는 공기 중의 비타민 음이온_77
2. 음이온은 산화된 몸을 자연으로 환원한다_80
3. 혈액을 깨끗하게 유지하려면 음이온이 필요하다_85
4. 노화의 원인인 활성산소를 제거하는 음이온의 역할_88

5장 음이온이 내 몸을 살린다_93

1. 음이온이 현대병을 예방한다_95
2. 음이온으로 키우는 면역 건강법은 무엇이 있나요?_108
3. 음이온과 우리의 생활_115

6장 건강한 세상을 위한 컬러테라피 건강법과 음이온_121

1. 색채는 단순한 빛이 아닌 에너지 파동의 효과다_123
2. 각각의 색채들이 가지는 심신 진정 효과_126
3. 음이온과 색채가 만나면 더 건강해진다_135
4. 식탁 위에서 즐기는 컬러테라피 건강법_139

맺음말_147

음이온이 만들어내는 친환경 세상

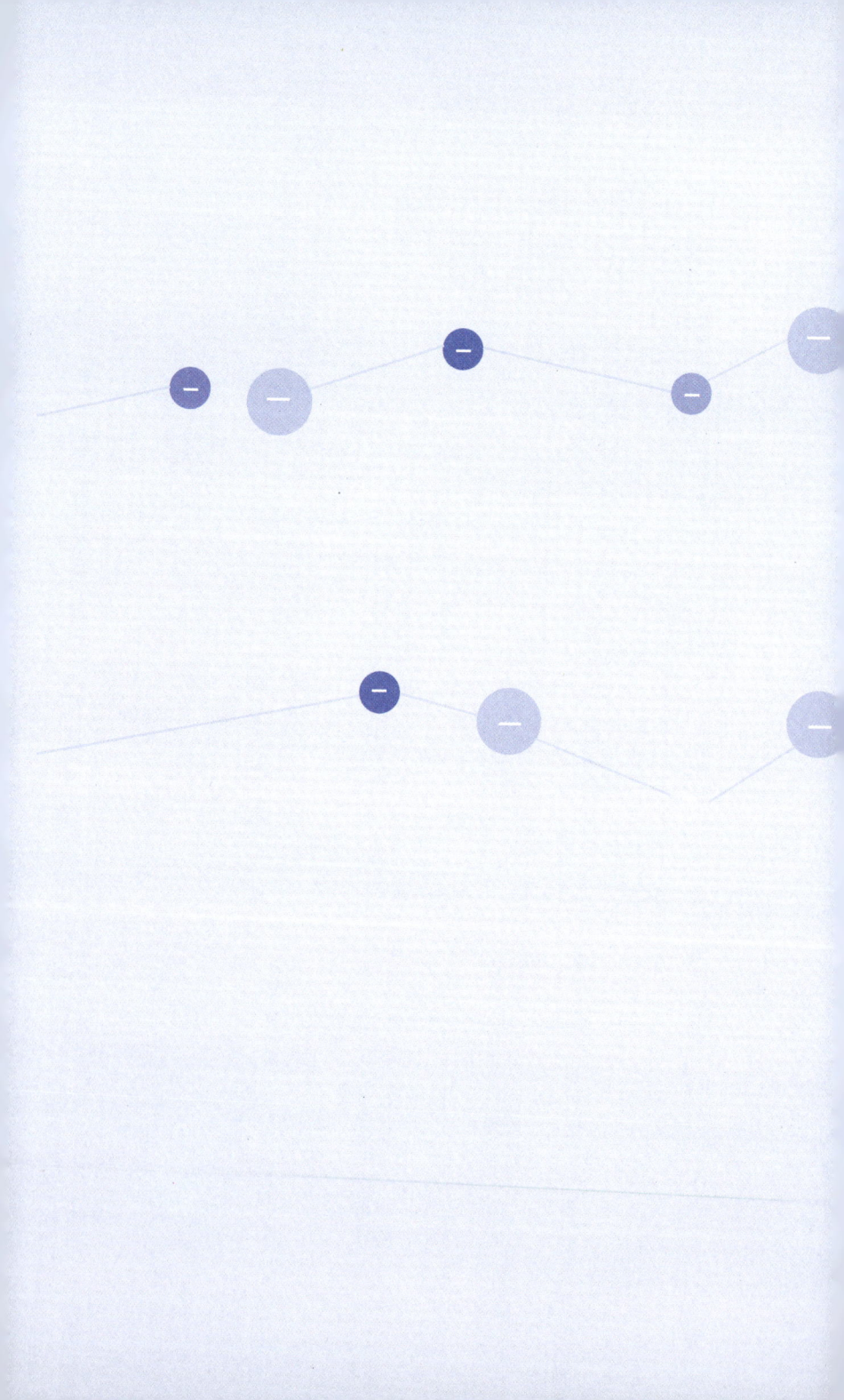

1장

건강하고 풍요로운
삶의 조건, 물과 공기와 빛

아무리 먼 곳에 좋은 바다와 숲이 있다고 해도 내가 그곳에 갈 수 없다면 아무 소용이 없다. 다시 말해 진정한 친환경적인 삶이란 바로 내 주변환경에서부터 시작한다. 내가 머물고 있는 집, 내가 일하는 직장, 내 아이가 공부하는 학교가 얼마나 건강하고 깨끗한 환경을 갖추고 있는가가 그 안에서 살고 있는 우리의 건강을 결정한다.

예로부터 나쁜 환경에서 사는 사람은 결코 건강할 수 없다는 것이 수많은 의학자들의 변하지 않는 의견이었다. 이는 곧 나쁜 환경 상태를 개선하고 좋은 환경을 조성하면 우리의 건강도 증진하게 된다는 것을 의미한다.

그렇다면 그 주변 환경 중에 가장 중요한 기본은 무엇일까? 바로 공기와 물과 빛이다.

이 세 가지는 너무 익숙하다 보니 오히려 그 중요성을 알기 힘들지만, 막상 이 중에 하나라도 사라진다면 우리 인체는 생명을 유지할 수 없게 될 것이다.

이 장에서는 이 세 환경 요소가 우리 몸에 어떤 영향을 미치는지, 이 기본적인 환경을 어떻게 간수하면 건강하게 유지할 수 있을지 하나씩 살펴보고 물과 공기, 빛이 미치는 효과에 대해 알아보도록 할 것이다.

1. 물의 상호관계성

태초부터 물은 우리 몸과 직결된 가장 중요한 자연의 일부였다. 그러나 이처럼 중요하고도 우리 건강에 필수적인 물이 환경오염으로 인해 하나의 재앙이 되어 돌아왔다.

국제보건기구에 따르면 1년에 물의 오염이나 부족으로 죽어가는 수가 무려 수백만 명이라고 한다. 그 외에 증가하는 태아 유산율, 이유를 알 수 없는 여러 병들, 아이들의 무기력증을 불러일으키는 수원병(水原病) 등도 모두 물의 오염으로 인한 결과다.

즉 우리가 살고 있는 현대사회는 먹거리와 물과 공기 등의 오염으로 인해, 일상적으로 수없는 화학물질들이 체내에 축적될 수밖에 없는 환경이다.

이런 상황에서 과연 내가 마시는 물은 건강하고 좋은 물일까? 혹시 문제가 있는 건 아닐까? 지금 내 몸에 일어난 문제가 혹시 물 때문은 아닐까? 아마도 대부분은 이런 질문을 한두 번쯤 던져보았을 것이다.

그중에서도 가장 논란이 되고 있는 부분을 살펴보자면 수돗물이다. 최근 들어 우리가 안전하다고 믿고 일상적으로 접하는 수돗물에 대해 논란이 거세지고 있다.

이는 앞서 지적했던 산업과 기술의 발달이 가져다준 또 하나의 역설이다. 상수도가 개발되면서 이제는 각 가정마다 물의 부족이나 물로 인한 어려움을 겪지 않게 됐다. 일상적으로 원하는 만큼의 물을 사용할 수 있다는 자체만으로도 수도는 우리 생활에서 매우 중요한 역할을 한다.

하지만 이 고마운 수돗물에도 불가피하고 심각한 문제가 존재한다. 수돗물의 염소 소독에서 발생하는 유해한 염소가 우리의 아토피나 고혈압, 심혈관 질환에 영향을 미친다는 연구 결과가 발표되고 있기 때문이다.

그렇다면 우리는 왜 이 무서운 염소로 소독한 물을 먹어야만 하는 걸까?

1) 염소 소독을 한 물을 먹을 수밖에 없는 이유

정화 처리를 하기 전의 수돗물에는 어쩔 수 없이 박테리아와 미생물이 존재한다. 이런 물을 정화시키려면 반드시 살균, 소독이 필요한데, 염소를 첨가하는 것도 바로 이 때문이다. 이 염소는 각 가정의 수도꼭지까지 배달되는 동안 일정 수준 농도를 지키는데, 이 염소가 없다면 수도관 내의 각종 세균이 번식할 수 있기 때문이다.

그런데 문제는 이 염소가 병원균을 제거하는 데는 탁월하지만, 물속의 다른 유기체나 심지어 인체에도 치명적인 영향을 미친다는 점이다.

그렇다면 자연수를 그대로 마실 수는 없는 것일까? 최근 들어 청정 심해수, 생수들의 판매가 급증한 것도 염소 소독한 수돗물보다 이 물들의 위생과 효능 상태가 좋다고 판단하는 이들이 많아졌기 때문이다.

이 역시 틀린 말은 아니다. 사실 물 중에서 가장 좋은 물을 꼽아보자면, 자연에서 그대로 얻는 물일 것이다. 깊은 산속 물이나 청정한 지역의 지하수, 우물물 등은 미네랄 성분을 그대로 함유한, 말 그대로 약수에 가깝다.

그러나 환경오염 문제가 심각해진 요즘, 심지어 서울 시내의 약수터 5곳 중에 한 곳의 물도 식수로 사용할 수 없는 것으로 나타났다. 더 나아가 시판되고 있는 생수들도 오염된 물을 정수한 것에 불과하며, 미네랄 기준치도 선진국 수준에 미달한다는 조사 결과가 나오면서, 결국 염소 소독을 한 수돗물을 정수한 것이나 이런 값비싼 물이나 큰 차이가 없다는 사실이 밝혀졌다.

2) 나쁜 물이 우리 몸에 미치는 영향은 무엇인가?

조산과 사산, 유산

현재 미국에서는 태아 사망률이 하나의 사회적 문제로 떠오르고 있다. 임신부 중에 30~40%가 자연유산, 사산 혹은 선천성 기형아를 낳게 될 위험이 높다는 연구 결과가 나왔기 때문이다. 태아는 결국 엄마가 먹고 마시는 모든 것들을 고스란히 받아서 자란다는 점에서 볼 때, 이는 모체의 양수가 오염되어 있음을 시사한다.

아토피

현재 큰 문제로 대두되고 있는 아이들의 아토피도 나쁜 물이 원인이 된다. 아토피를 앓는 아이들을 둔 엄마들의 식습관을 조사한 결과, 엄마들부터 먼저 감미료가 첨가된 주스와 콜라 등을 즐겨 마셔왔다는 사실이 밝혀졌다. 양수가 깨끗하고 태내에서 건강하게 자란 아기는 결코 아토피 등의 질환을 타고 나올 수가 없는데, 양수오탁(羊水汚濁) 상황 때문에 태내 아토피가 발생하고 더 나아가 난산과 태아 장애도 빈번해지는 것이다.

각종 현대병

이외에도 염소의 문제성을 제기한 많은 학자들은 염소 소독된 물은 지방을 분해하는 기능이 적어 우리 몸 안에 콜레스테롤 수치를 높임으로써 심혈관 질환, 고혈압과 같은 성인병을 발생시킨다고 말한다. 또한 염소는 음용수로 들이키는 것 외에도 샤워할 때 코와 입으로 흡입되어 폐와 장기에 손상을 미친다.

3) 미네랄이 많이 포함된 알칼리수가 항산화 작용을 한다

그렇다면 과연 좋은 물을 섭취할 수 있는 방법은 정말 없는 것일까? 과연 우리는 이 위험한 물을 아무 의심 없이 계속 마셔야만 하는 걸까?

장수 비결을 연구한 학자들은 한결같이 깨끗한 공기와 맑은 물이 장수의 비결이라고 진단한다. 좋은 물을 마시면 미네랄 섭취에 용이할 뿐 아니라 몸의 산화를 막아주고 노폐물 배출을 도와 건강 유지에 큰 도움을 준다. 실제로 장수촌의 노인들일수록 뇌졸중, 심장질환, 고혈압, 암 등이 드문데 공통적으로 이들이 먹는 물은 건강한 물이라고 한다.

그렇다면 이런 건강한 물의 대표격으로는 어떤 물이 있을까? 우리의 몸을 활성산소로부터 지켜주는 알칼리 이온수이다. 이 알칼리 이온수는 육각수가 풍부해 인체를 외부 교란으로부터 지켜주고 만병의 근원인 산성 성분의 활성산소를 없애는 힘이 있는데, 그 원리는 다음과 같다.

우리 몸이 알칼리성이 되면 병을 유발하는 병균이 서식하기 어렵다. 즉 몸이 노화되고 병이 생기는 것은 이 알칼리였던 몸이 지나친 활성산소로 산성화되기 때문이다. 껍질을 깐 사과 색이 변하는 것처럼 몸이 녹슬어버리는 것이다.

그러나 이런 활성산소도 활성수소 2개를 만나면, 물(H_2O)로 변해 몸에 다른 물질을 남기지 않고 안전하게 소변으로 배출되게 된다.

그리고 이온수에는 이처럼 활성산소를 물로 배출시키는 활성수소의 양이 수돗물의 200배 이상 많다. 또한 일반 물에 비해 물 분자가 반 이상이 작아서 젖산, 암모니아, 이산화탄소 등을 배출하는 기능도 뛰어나다.

이처럼 매일 마시는 물만 잘 마셔도 항산화 작용을 기대하고 몸의 노화를 막을 수 있다는 것은 우리가 물에 대해 좀 더 많은 관심을 가질 필요가 있음을 보여준다.

특히 노인들의 경우 약 알칼리 수가 좋은 도움이 되는데, 통풍의 원인이 되는 요산을 쉽게 배출시켜줄 뿐 아니라 몸의 신진대사를 원활하게 해서 건강 유지에 도움이 된다.

2. 좋은 공기는 건강한 삶의 기본이다

지금껏 물에 대해 살펴봤다면, 이제는 공기에 대해 알아보자. 답답한 도시에 있다가 시골 쪽에 가까워지면 이른바 공기 냄새가 달라진다. 한참 시골 길을 걷다 보면 아프고 무거웠던 몸이 가벼워지고 숨 쉬기도 한결 편안하다.

이런 현상들은 눈에는 보이지 않지만 공기의 좋고 나쁨이 우리 몸에 얼마나 큰 영향을 빠르게 미치는지를 단적으로 보여주는 예일 것이다.

그런데 이런 맑은 공기의 역할은 단순히 숨 쉬기를 편안하게 해주고 기분만 좋게 해주는 것에 멈추지 않는다. 공기는 직접적으로 우리의 건강에 영향을 미치는 아주 중요한 요소로, 몸의 면역력에 관계할 뿐 아니라, 바이러스가 이동하는 도구인 유해물질과 미세먼지 등의 유무에 따라 질병을 발생시키거나 방지하기도 한다.

1) 미세먼지를 타고 다니는 신종 바이러스들

최근 신종플루가 전 세계를 공포로 몰아넣은 상황에서, WTO에서는 이미 신종플루를 최고 단계의 세계적인 대유행병으로 공표했다. 각국에서 서둘러 대책 마련을 하고 있는 현재, 사망자가 수 천 명에 육박하고 있으며, 이대로 가다가는 사망자 수가 수백 만 명에 이를 수도 있다는 경고까지 등장했다. 심지어 국내 바이러스 전문가 일부는 수년 내 우리나라의 전 인구의 80%가 이 질병에 걸릴 수 있다고 우려하고 있다.

비단 신종플루뿐만 아니라 이전에도 우리는 다양한 바이러스 공포들을 겪었다. 사스와 조류 인플루엔자 등이 바로 그것이다. 이 같은 바이러스들은 동물의 분뇨나 열악한 위생상태 등에서 변종이 발생한 결과인데, 무엇보다 두려운 건 바이러스가 먼지보다 가벼워 대기를 타고 빠르게 확산된다는 점이다.

게다가 이런 신종 바이러스는 일단 발병하면 그 자리에서 퇴치되지 않고 사람의 호흡기 속으로 파고들어가 치명적인 결과를 낳는다. 또한 백신을 개발해 투약하기 전에는 목숨을 위협할 정도의 파괴력을 계속 휘두른다.

2) 질병의 온상이 되는 오염된 공기

그러나 비단 신종플루 같은 바이러스가 아니라도, 오염된 공기에는 우리 건강을 위협하는 여러 위험 요소들이 존재한다.

미세먼지가 일으키는 심장 발작

한 연구 결과에 의하면 수십 년 간 오염된 공기 속에서 살 경우 치명적인 심장 발작을 일으킬 가능성이 높다고 했다.

스웨덴 연구 팀의 조사에 따르면 "심장 발작을 경험한 사람과 심장 발작을 한 번도 겪은 적이 없는 건강한 사람 각 1천여 명을 분석한 결과, 공기가 심각하게 오염된 지역에 사는 사람들의 발작 위험이 23% 높았고, 치명적인 심장 발작 가능성도 40%나 증가했다"고 했다.

이런 심장 발작의 가장 큰 원인은 바로 공기오염의 주범인 미세먼지였다. 미세먼지가 폐에 흡입되면 혈액 내의 점도를 높여서 동맥경화를 유발하기 때문이다.

이 동맥경화는 곧바로 심장질환으로 이어지고, 특히 여성과 어린이, 노인 또는 임산부 같은 취약 계층일수록 더 민감하게 반응하게 된다.

또한 고지혈증이나 심근경색 같은 질환을 갖고 있는 사람일 경우 부작용이 더 크므로, 한 번이라도 심장 발작을 경험했다면 더더욱 맑은 공기를 마실 필요가 있다.

오존과 석면이 일으키는 폐질환

눈에는 보이지 않지만, 우리가 매일 타고 다니는 지하철 공기도 현재 오염이 심각한 수준이다. 실제로 지하철 역 내에서 근무하는 사람들의 경우는 오염된 공기에 자주 노출돼 폐질환에 걸릴 가능성이 2배가량 높다고 한다. 오존과 석면 등이 지하철 공기오염을 심각하게 높이면서 근무자 상당수가 폐 질환에 노출되기 때문이다.

이들에게 자주 나타나는 폐 결절은 폐 내부에 생기는 지름 5mm 이하의 딱딱한 덩어리로서 자칫하면 폐암으로까지 발전할 수 있을 뿐더러 이 결절이 커지면 기관지가 막혀 폐렴 같은 합병증이 나타날 수 있다.

실내 유해 물질로 인한 신체 자극

우리가 일상적으로 사용하는 유해물질이 포함된 가구나 도구 등에서 치명적인 유해 가스가 방출된다는 연구가 있다. 호흡성 분진(PM-10), 라돈(radon), 포름알데히드(formaldehyde), 그리고 물질의 분해나 연소에서 발생하는 황산화물, 질소산화물, 산화물, 탄화수소, 불소화합물, 일산화탄소, 이산화탄소, 암모니아, 염화수소, 염소, 황화수소, 이황화탄소, 악취 등이다.

이런 유해 가스들은 눈, 코, 목을 자극해서 어지러움과 기침, 설사를 동반하기도 한다. 특히 포름알데히드는 실내 공기 오염의 주범으로서 피부 질환은 물론 정서 불안, 기억력 상실 등 정서적 측면까지 공격하는 무서운 물질이다.

포름알데히드 농도별 인체 영향

농도(ppm)	인체 영향
0.1-5	눈의 자극, 최루성, 상부기도의 자극
1	눈, 코, 목의 자극
0.25-5	기관지천식이 있는 사람에게서 심한 천식발작
10-20	기침, 폐의 압박, 머리가 무거움, 심장박동이 빨라짐
50-100	폐 체액의 집적, 폐의 염증, 사망 입으로 마실 경우, 구강, 목, 복부의 맹렬한 고통, 구토, 설사, 현기증, 경련, 의식불명

3) 음이온으로 깨끗한 공기를 가꾸자

그렇다면 앞서 살펴본 위험 물질, 그리고 앞에서 언급한 바이러스에 대항하는 방법은 없을까? 물론 다양한 방법이 있을 수 있지만, 우리가 근본적으로 실천할 수 있는 현실 가능한 방법은 두 가지로 볼 수 있다.

하나는 우리 몸의 면역력을 길러 유해물질과 바이러스로부터 몸을 보호하는 것, 또 하나는 깨끗한 공기 상태를 유지해 이것들이 우리 몸을 공격할 수 있는 원천적인 통로를 차단하는 것이다.

그리고 후자의 깨끗한 공기를 위해서는 반드시 음이온이라는 물질에 대해 알아둘 필요가 있다.

음이온이란?

이온이란 과학적인 용어로 "공기 중에 떠 있는 전기적 성질을 가진 공기에너지"를 총칭하며 마이너스 전류를 가진 이온을 음이온, 플러스 전류를 가진 이온을 양이온으로 구분한다.

공기 중에는 양이온과 음이온이 존재하며 도시 중의 공기

이온 수치는 대개 양이온이 약 1200, 음이온이 약 80정도라고 한다. 반면 대자연의 이온량은 양이온이 약 50개라면 음이온은 약 2500개 정도가 나온다.

이처럼 일반적으로 양이온은 오염된 공기 속에 많고, 음이온은 공기가 맑은 자연 속에 많이 분포되어 있다. 특히 음이온은 폭포 주위에 많은데, 이것은 물과 수면이 충돌하면서 음이온이 튀어나올 뿐 아니라 공기 중 음이온을 불러모으기 때문이다. 실제로 폭포 주변 공기의 음이온량은 무려 10,000~18,000(개/cc)로, 이 음이온이 풍부한 공기가 신체에 유익한 작용을 한다.

반면 각종 매연, 혼탁한 실내, 전자 기기로부터 방출되는 전자파 그리고 다이옥신 등은 모두 양이온을 띠고 있으며 인체에 유해하다. 문제는 자연계에 존재하는 많은 음이온들이 인간이 사용하는 다양한 기계, 전자기기, 혹은 형광등, 컴퓨터 같은 것들로 인해 양이온에 잡아먹히고 있다는 점이다.

현대인의 건강을 위협하는 실내 공기의 오염도

특히 사무실에 근무하는 사람들은 공기 중의 양이온과 함께 있다. 이런 양이온 많은 공기가 코나 입을 통해 기관을 통과하면 점막부위가 과민반응을 일으켜 염증이 생기고 교감신경이 과잉반응을 일으켜 신체의 불균형을 초래한다. 그 결과 어지럼증, 두통, 불면, 동맥경화, 천식, 노화 등을 일으킬 가능성이 높다.

이때 음이온 즉 마이너스전자를 외부로부터 호흡하면 양이온 물질을 안정시켜 질환을 억제할 수 있다. 또한 음(-)전자 하나가 부족한 불안정 산소인 활성산소도 음이온이 부착되면 안정된 물질로 변화한다.

즉 음이온을 잘 이용하면 이러한 유해물질을 중화해 혈액정화작용, 신체기능향상, 공기청정작용, 먼지 제거, 살균 등의 역할을 기대할 수 있다.

3. 빛은 우리 건강에 어떤 영향을 미치고 있는가?

맑은 하늘을 보면서 우리는 단순히 "날씨가 좋구나, 나쁘구나" 하는 것만 느낄 뿐 빛이 우리 몸에 어떤 영향을 미치는지, 우리에게 얼마나 중요한 의미인지에 대해서는 크게 생각하지 않는다.

그러나 이 빛이 없다면 세상은 컴컴한 암흑일 것이며, 우리 존재 자체도 의미가 없어진다. 암흑뿐인 세상, 눈에 보이지 않는 세상은 인식될 수도, 바꿀 수도 없기 때문이다.

또한 이 빛은 우리가 눈으로 볼 수 있는 색을 만들어낸다. 이것을 과학적으로 증명한 사람은 뉴튼이다. 17세기 후반, 뉴튼은 프리즘을 사용해서 태양광을 분산시키는 실험을 실시했다. 작은 구멍을 통과한 태양광을 다시 제1 프리즘에 통과시키면, 파장마다 다른 방향으로 나간다는 것을 발견한 것이다.

뉴튼은 그것을 빨, 주, 노, 초, 파, 남, 보의 7가지 색으로 관찰했고, 이처럼 빛이 파장에 따라 나누어지는 것을 스펙트럼이라고 불렀다.

그러나 이 색은 단순히 색으로서만 존재하는 것이 아니다. 아는 사람들은 많지 않지만 바로 이 색들이 우리 건강에 영향을 미친다는 사실이 발견되면서 컬러테라피라고 불리는 색깔 치료도 등장하게 되었다.

1) 우리 몸에 해로운 빛도 있다

백열전구는 필라멘트 발열에 의해 빛이 나오는 반면, 형광등은 기체나 증기의 방전을 통해 나오는 빛을 광원으로 이용한 등이다. 이 형광등의 구조는 진공 유리관에 미량의 수은 증기와 방전을 도와주는 아르곤가스를 넣고 봉한 다음 양 끝에 전극을 붙인 것으로, 이 전극 사이에 전압을 걸면 방전이 일어나 빛이 발생하게 된다.

그런데 문제는 이 수은 증기 속에서 방전에 의해 방사되는 빛이 90% 정도가 눈에 보이지 않는 자외선이라는 점이다. 여기서 발생하는 가시광선 10%는 거의 조명등 역할을 하지 못하므로, 유리관 안쪽에 형광물질을 칠해 자외선이 여기에 닿아 빛을 방사하도록 하는 것이다.

많이들 알고 있겠지만, 이 자외선은 소량일 경우는 몸에 큰 해가 없지만 다량으로 쏘일 경우 피부 자극, 피부암 등을 유발할 수 있다.

물론 형광등의 자외선은 실험상 실외 자외선 양에 비해 극소량이라 그 해악이 완전히 인정되지는 않았지만 계속해서 문제를 제기하는 사람들이 늘고 있다. 게다가 형광등은 개당 25mg 정도의 수은이 포함되어 있는데, 오히려 자외선보다 이 수은이 우리 뇌와 신장에 특히 치명적인 영향을 줄 수 있다.

실제로 일본에서는 수은 중독으로 인한 미나마타병으로 지금까지 47명이 숨지고 1만 여 명이 고통을 받고 있다고 한다. 폐형광등은 꼭 분리수거를 해서 처리하는 것도 바로 이런 이유에서이다.

2) 컬러테라피와 컬러등

색채요법은 모든 종류의 색채 스펙트럼을 이용해 병을 치료해 나가는 대체의학의 한 분야로, 의학 분야에서 이 방법으로 질병을 치료했다는 많은 논문과 과학적 연구 결과들이 입증되고 있다.

컬러테라피는 과학적인 검증이 까다로울 뿐 아니라 그 기준 또한 모호해 아직 그 확실성이 증명되지는 않았지만, 현재 이를 바탕으로 오늘날 전 세계의 병원들과 미용관리 센터들이 색채요법을 선택하여 치료 요법으로 사용하고 있는 중이다.

그렇다면 이 컬러테라피의 원리는 무엇일까?

색채는 그 속성에 따라 모두 다른 파장을 지니는데, 색채요법이란 바로 이 각각의 파장을 붙이거나 빛으로 쏘여서 몸속의 막힌 기의 흐름을 원활하게 해주는 방법이다.

실제로 현대의학에서도 이 같은 컬러테라피가 치료에 활용되는데, 바로 색 파장을 이용한 적외선 치료법이 그것이다. 즉 일반 형광등 대신 색채등을 이용하면 다양한 심리 안정, 육체 피로 회복 효과 등 다양한 효과들을 기대할 수 있다.

3) 몸에 좋은 영향을 미치는 색채 등

인간에게 색채의 물리적 효과는 심리적인 반응을 일으킨다. 인간은 화창한 날에 상쾌함을 느끼고, 흐린 날에 우울함을 느낀다.

반대로 색채에 대한 심리적 태도는 육체적 반응에도 영향을 준다. 이를테면 빨간색은 사람을 흥분하게 만들고, 청색은 차분하게 해준다. 즉 빛이 우리의 정서와 정신들에 영향을 미치는 것이다.

그것은 우리가 일반적으로 쓰는 등불의 빛깔에서도 같은 효과를 기대할 수 있다. 각각의 색 등을 사용하면 여러모로 건강에 유익한 결과를 내올 수 있는 것이다.

그렇다면 각 색상에 대한 효능에 대해 알아보자.

빨간색 등 감각 신경을 자극해 후각과 시각, 청각과 미각, 촉각 등을 활성화시킨다. 또한 몸의 온도를 올려 혈액 순환을 촉진시키고 교감신경을 활성화하는 기능도 있다.

또한 몸 안에 누적된 소금 결정체를 분해해서 이온

화시키는 촉매작용도 한다.

빨간색이 치료에 도움을 주는 질병은 빈혈·천식·기관지염·변비·무기력·중풍 등이다.

노란색 등 노란색은 운동 신경을 높여 근육 에너지를 만들어낸다. 실제로 우리 몸에 노란색 파동이 닿는 것을 막게 되면 국부 또는 전신에 마비가 올 수도 있다고 한다. 반대로 위장 계통 부위에 노란 빛을 쏘이면 소화가 잘 된다는 실험 결과도 있다. 노란색으로 치료 가능한 질병은 소화 장애·당뇨·습진·반신불수·간질환·우울증 등이다.

주황색 등 주황색은 빨강과 노랑이 혼합된 것으로 빨강이나 노랑을 단독으로 쓰는 것보다 가열 효과가 크다. 주황색은 갑상선 기능을 자극하고 부갑상선 기능은 저하시킨다. 폐 활동을 돕고 근육 경련을 진정시킨다. 주황색이 치료를 도와줄 수 있는 실병은 생리불순·간질 발작·감기·양성 및 악성 종양·갑상선 항진증 류마티즘·관절염 등이다.

파란색 등   파란색은 근육과 혈관을 축소시키고, 혈액을 정상으로 순환시켜 균형과 조화를 도와준다.

파란색이 도울 수 있는 질병은 히스테리·불면증·가려움증·홍역·생리불순·소아마비·백내장·위장병·녹내장 등이다.

보라색 등   보라색은 사람의 감수성을 조절하고 식욕을 떨어뜨린다. 또한 백혈구를 조성해 이온의 균형을 유지시켜주는데, 특히 칼륨과 나트륨의 균형 유지에 탁월한 기능을 발휘한다. 보라색이 치료를 도울 수 있는 질병은 방광 질환·뇌진탕·복부경련·정신질환·피부질환 등이다.

2장

파악하자,
생명의 위험 신호들

우리의 몸은 여러 개의 세포로 이루어진 복잡한 유기체로, 매일 활발하게 생명 활동을 한다. 이때 우리 몸의 생명 에너지에 가장 큰 영향을 미치는 것이 바로 주변 환경이다. 좋은 환경은 우리 몸의 힘을 북돋고, 생명 활동에 긍정적인 영향을 미치는 반면, 좋지 않은 환경은 우리 세포 세포마다 악영향을 미치고 생명력을 앗아간다.

그런데 문제는 주의 깊은 관심을 갖지 않으면 이런 생명의 위험 신호를 쉽게 알아차리기 어렵다는 점이다. 다시 말해 유해한 환경에서 스스로의 몸을 지키고 건강한 삶을 유지하려면, 우리 주변에 어떤 위험 신호들이 산재해 있는지 유심히 살펴보고 적절히 대응하고자 하는 적극성이 필요하다.

1. 진짜 희망 VS 가짜 정보에 대한 기준

　최근 환경오염의 심각성이 물 위로 떠오르고 친환경적인 삶이 그 중요성을 인정받으면서, 친환경적 삶을 위한 여러 정보들, 제품들이 다양한 경로로 우리에게 다가오고 있다. 친환경적인 삶을 위한 환경보호와 관련된 정보들, 일상생활에서 쓰이는 천연 소재의 제품들, 더 나아가 어떻게 하면 우리 스스로 일상의 오염을 줄일 수 있는지를 알려주는 다양한 정보들도 등장하고 있는 것이다.

　그러나 이 정보들과 제품들을 접하기 전에, 우리가 꼭 염두에 둬야 할 부분이 있다. 이 정보들이 정말로 우리 생활과 밀접하고 실용적이고, 또 정확한지를 꼼꼼하게 따져봐야 한다는 점이다.

　물론 이 정보들 중에는 우리에게 꼭 필요한 것들도 많고, 정확한 사실에 기반해 우리 일상에 큰 도움이 되는 것들도 많다.

문제는 그 외에 일시적인 트렌드나 단지 추측에 가까운 정보들도 존재한다는 점이다. 예를 들어 정확한 임상 결과가 없는 친환경 제품들, 나아가 원산지와 공정 과정을 속인 친환경 음식들, 더 나아가 잘못 알려진 환경 상식까지 여러 잘못된 정보들이 진짜 정보 속에 숨어 있는 것이다.

다시 말해 가짜 친환경적 삶이 아닌 진짜 친환경적인 삶을 살아가려면, 우리 스스로 나름의 정보를 선별하고 채택하는 지식과 능력을 갖춰야 한다.

지금부터 우리도 우리 주변에 산재한 위험 요소들을 정확히 살피고, 우리 몸을 보호하고 질병을 예방하는 진짜 희망을 가져보도록 할 것이다.

2. 대기오염의 심각성과 오존주의보 경고

 환경오염의 종류는 딱 잘라 어느 하나가 심각하다고 말할 수 없다. 수질오염이나 토지오염처럼 크게 주목 받는 오염도 있고, 공간상으로 분류되는 공장 오염, 실내 오염, 나아가 대기오염처럼 눈에 보이지 않는 오염도 있다. 그러니 우리는 어느 한 가지에만 주목하기보다는 오염 전체에 눈을 돌릴 필요가 있다.

 예를 들어 물이 오염되면 당장 우리는 생존에 위협을 느끼게 된다. WTO에서 발표한 수치에 따르면 현재 물의 오염으로 인해 한해 11억 인구가 식수 부족에 시달리고, 810만 명이 더러운 물을 먹다 목숨을 잃고 있다. 게다가 상수도가 설치된 선진국에서도 수돗물 염소 소독이 일으키는 질병들에 대한 논란이 거세지고 있다.

 그러나 여기에 비해 심각성이 덜 드러난 오염 중에 하나가 바로 공기의 오염, 대기의 오염이다. 대기의 오염은 눈에 곧바로 드러나는 성질의 것이 아니라, 천천히 우리 몸에 독처럼 스며들어 오랜 세월 후에 그 결과가 나타난다. 물론 우리도 황사가 불거나 해서 주의보가 발령될 무렵이면 대기의 위험을 감지하고 대비한다. 하지만 그 시기가 지나면 언제 그랬냐는 듯 또다시 그 위험성을 잊고 만다. 그러나 우리가 매일 숨 쉬고 살아가는 이 공기가 끔찍하게 오염되어 있다면 어떻겠는가? 아무리 좋은 물을 마시고 좋은 음식을 먹는다고 해서 우리 몸이 절대적으로 건강할 수 있을까?

예를 들어 1990년 이후 심각한 환경오염 결과로 떠오른 오존주의보를 보자. 본래 오존은 지구의 대기에 존재하며 우리를 보호해주는 산소의 동소체로 산소 3개 분자가 모여 만들어진 것이다. 지구의 전체 오존의 90%는 본래 지상 약 10~50km 사이에 있는 성층권 내의 오존층에 밀집해 있고, 태양광선 중에 생물체에 해로운 자외선을 95~99% 정도 흡수해 지구상의 인간과 동식물의 생명을 보호하는 보호막 역할을 한다.

즉 이 오존층이 없다면 강력한 자외선이 직접 인간과 동식물에 쏟아져 인간에게는 피부암을 일으키고 자연 생태계에는 돌이킬 수 없는 해악을 미치게 된다.

그렇다면 왜 이런 오존이 경계경보 발령의 대상으로 미움을 받게 된 걸까? 그것은 오존 자체의 문제라기보다는, 심각한 대기 오염 때문이다. 도심에서 오존 경보제로 위험을 알리고 있는 오존은 자동차 배기가스에서 나오는 탄화수소와 이산화질소등의 오염 물질이 강한 자외선과 만나 광화학 반응을 일으켜 발생된다.

오존(O_3)의 농도 및 노출시간에 따른 인체 영향

농도(ppm)	폭로시간	인체 및 실험동물에 미치는 영향
0.02	5분	냄새감지
0.03~0.3	1시간	달리기 선수의 기록저하
0.05~0.1	30분	불안감을 느낌
0.05~0.2	-	코 및 인후의 자극
0.05~0.6	1시간	천식환자의 발작빈도 증가
0.08	3시간	동물(쥐)의 세균감염, 감수성 증가
0.1	30분	두통, 눈에 자극
0.1	1시간	시각장애, 폐포내의 산소의 확장 저하
0.1	2시간	폐동맥 산소 분압 증가
0.1	24시간	눈자극 증상 증가
0.1~0.25	30분	호흡수의 증가
0.2	1시간	동물(쥐)의 적혈구 변형
0.2	6시간	동물(쥐)의 자율운동 감소

농도(ppm)	폭로시간	인체 및 실험동물에 미치는 영향
0.2~0.8	-	눈에 자극
0.3	-	호흡기 자극, 가슴압박
	5분	호흡량의 증가
0.34	2시간	동물의 호흡량 증가
0.35	3~6시간	시력감소
0.37~0.75	2시간	호흡량 현저히 감소
0.4	2~4	기도 저항 증가, 호흡량 감소
0.5	2시간	폐기능 저하
	6시간	기도저항의 증가와 폐기능 현저히 감소
	2~6시간	동물(쥐)의 폐세포 팽창
0.6~0.8	2시간	기관지 자극, 폐기능 저하
0.8~1.5	-	폐충혈
0.9	5분	기도저항의 심각한 감소
1.0	6시간	동물(쥐)의 사망률 증가
1.5~2.0	2시간	심한 피로, 가슴통증, 기침
9.0	-	급성 폐부종

즉 엄청난 양의 배기가스와 산소 원자가 포함된 오염물질들이 해악이 되는 오존을 발생시키는 셈이다.

다시 말해 오존주의보는 오존 자체의 문제라기보다는 나쁜 오존을 발생시키는 많은 양의 오염물질 때문에 생겨난다. 그러나 이처럼 오존의 위험이 사실은 대기오염에서 시작된다는 점을 아는 사람은 많지 않다.

그렇다면 이처럼 우리를 보호하는 오존까지 위험 물질로

만들어버린 대기오염이 우리 인체에는 어떤 직접적인 영향을 미치는지도 알아봐야 할 것이다.

> **TIP 한국의 오존주의보에 대해 알아봅시다**
>
> 한국 최초의 오존주의보는 1995년부터 시작되었다. 우리나라의 오존주의보는 3단계의 오존경보제 중에 가장 낮은 단계로서 1시간 평균 오존 농도가 0.12ppm 이상일 때 발령된다. 공기 중 오존 농도가 이 정도가 되면 불쾌한 냄새가 느껴지고, 이것이 3~4시간 이상 지속되면 기침과 안구 자극, 숨찬 증상을 겪게 된다.
>
> 또한 오존은 일조량이 많아 광화학 반응이 많이 발생하는 여름철에 가장 농도가 높고, 하루 중에는 오후 2~5시 사이에 가장 높다. 특히 자동차가 많이 다니는 도시에서 많이 나타난다.
>
> 오존주의보가 발령되면 실외 운동을 피하고, 호흡기 환자나 노약자, 어린이 등은 집 안에 머무는 것이 좋고, 가급적 대기가스를 발생시키는 운전을 금해야 한다.

3. 공기의 오염물질이 인체에 미치는 영향은 무엇인가?

공기의 오염은 눈에 보이지 않아서 더 무서운 것이다. 그 심각성은 20~30년 전 일찍이 알려진 데 반해 그에 대한 대처는 미미한 수준인 것도 그 때문이다.

그렇다면 이처럼 매일 마시는 공기가 오염됐을 때, 우리 몸에서는 어떤 반응이 일어날까?

오래전 의학의 아버지 히포크라테스는 "병을 치료하는 것은 인간이 아닌 자연이다."라고 말한 바 있다. 즉 우리 인간의 몸은 매순간 환경의 영향을 받으며, 그것은 물이나 토지뿐만 아니라 공기도 마찬가지다.

우리 몸은 매순간 멈추지 않고 주변의 공기를 호흡한다. 사람이 하루에 숨을 쉬는데 필요한 공기는 무려 16kg이며, 어른이 1분에 12~14회, 어린이들이 1분에 20회 정도의 숨을

쉰다.

  그런데 바로 이때 그 공기가 오염되어 있다면 그 16kg의 공기에 포함된 무수한 오염물질들이 끊임없이 호흡기를 통해 우리 몸 안으로 유입되어 혈관을 따라 우리 몸속을 돌아다니면서 신체장애를 일으키게 된다.

  예전에는 공기 오염에 대한 공포가 덜했다. 공기가 오염되어도 호흡기 질환 정도의 단순한 질병만 걸린다고 알려져 왔다. 그러나 최근에 발표된 사실들에 따르면 공기의 오염은 이런 호흡기 질환뿐만 아니라 여러 현대병의 원인이 된다는 사실이 하나씩 밝혀지고 있다.

  우선 대기의 오염물질을 마시면 가장 먼저 기관지나 폐포가 영향을 받는다. 여러 오염물질에 시달려 기관지염이나 폐기종이 나타날 수 있다. 그뿐만 아니라 코에서 폐포에 이르는 기도의 내부, 폐포, 폐조직, 흉막 및 흉곽 등도 마찬가지로 영향을 받는다.

  나아가 이 대기오염은 단순히 밖에서 활동하는 성인에게만 영향을 미치는 것이 아니다.

  공기 오염의 더 큰 피해자는 아이들과 노약자들이다. 아이들과 노약자는 성인보다 체력이 약하고 면역력이 떨어진다. 이런 상황에서는 작은 자극도 큰 병을 낳게 된다. 즉 대기오염이 심각한 급성 피해로 이어지게 된다. 이를테면 소아 현대병이라 불리는 아토피 피부염, 천식, 기관지염, 근치, 체력 저하, 노약자들의 질환과 체력 저하 등도 공기 오염에 그 일부 원인이 있다.

동시에 대기오염은 만성적인 피해까지 낳는다. 오랫동안 나쁜 공기에 노출되면 오염물질이 몸 안에 쌓여 서서히 건강이 나빠지게 되는 것이다. 문제는 앞선 노약자와 어린이의 급성 피해는 그 피해 양상을 쉽게 발견할 수 있는데 반해, 건강했던 성인의 경우는 만성 피해를 입어도 그 증상이 쉽게 드러나지 않는 다는 점이다. 어느 날 나타난 폐렴, 기관지염, 폐기종 외에도 심장 이상 비대 등의 증상 등이 공기의 오염 때문이라고는 생각지 못하는 것이다.

특히 우리가 매일 같이 생활하는 실내의 오염이 이런 만성 피해의 강력한 주범이다.

4. 실내 공기의 오염이 어떤 결과를 가져오는가?

오존주의보가 내려지면 가장 먼저 실외 밖으로 외출을 금지해야 한다. 그러나 문제는 안전해야 할 실내에서도 여전히 공기 오염의 위협을 받게 된다는 점이다.

WHO에 의하면 대기 오염에 의한 사망자 수가 연간 600만 명에 달하는데, 그 중에 실내 오염에 의한 사망자가 280만 여 명이라고 한다.

또한 미국 환경청(EPA)도 실내공기 오염의 심각성을 지적하고, 이 오염이 인체에 유해한 영향을 미칠 수 있다며 시급한 해결책을 요구한 바 있다.

새집증후군의 주요 원인

화학적 요소	생물적 요소	물리적 요소
이산화탄소, 일산화탄소 질소산화물 이산화황 오존, 염소 광물섬유 납분진(수돗물) 입자상물질 (매연, 담배연기) 휘발성 유기화합물 (포름알데히드, 유기용제, 살충제등)	세균 (곰팡이, 바이러스, 균류, 박테리아) 원생동물(기생충) 식물화분, 진드기, 쥐, 벌레 애완동물	고열, 스트레스 습도(점막건조) 빛 소리(소음) 전자파(저주파자장) 전리방사선(라돈)

* 1996년 국제연합 전문위원회 작성

　실내 공기가 오염되는 원인은 여러 가지가 있다. 오염된 외부 공기가 유입되어서이기도 하지만, 건축물을 만드는 내장재나 바닥재 등의 자재에서 유해 화학물질이 발생하기도 한다. 더 나아가 미세먼지나 위생 문제로 인한 진드기 등도 그 이유 중에 하나이다.

　그리고 현대인들 대다수가 하루 중에 거의 80% 이상을 건물 안에서 생활한다는 점에서, 이런 실내 오염이야말로 우리 건강에 극단적인 악영향을 미친다고 할 수 있을 것이다.

　실제로 최근 들어 신축 건물에서 원인을 알지 못하는 증후군이 나타나는 새집증후군이 유행이다. 이 새집증후군은 대표적인 실내 오염의 경우로, 환기량이 부족한 한정된 공간에서 각종 건축자재 등이 뿜어내는 오염 물질 농도가 높아져 두통, 현기증, 메스꺼움, 졸음, 눈의 자극, 집중력 감소 등을 느끼는 증상을 말한다.

이 때문에 건축자재의 환경친화성에 대한 요구가 증가한 영국, 미국, 캐나다, 일본 등은 실내의 마감 재료를 위한 천연자재, 무독성 건축 재료의 개발이 활발히 진행되고 있으며, 실내 오염을 줄이기 위한 공기청정에 많은 노력을 기울이고 있다.

TIP 쾌적한 실내공기 관리법에 대해 알아보자

실내온도 및 습도 조절 : 실내온도는 18~22도가 가장 적절하며, 실내습도는 40~50%를 유지하는 것이 좋다.

알맞은 환기 : 오전, 오후, 저녁 하루 3번 30분씩 환기를 해야 한다. 적정 시간은 오전 10시부터 오후 9시 이전이다.

배게 및 침구류 관리 : 각종 침구류는 수시로 물세탁 후 햇빛에 말리고 잘 털어서 땀, 각질 등을 제거하여 진드기나 미생물의 성장을 못하도록 한다.

흡착제 이용 : 숯 제품은 공기정화용으로 사용하면 큰 도움이 된다. 숯이 전자파를 차단하는 효과가 있다는 것은 잘 알려진 사실이며, 참숯 등을 나무 용기에 담아 거실이나 방안에 놓아두면 오염물질을 흡착하여 제거하는 효과가 있다.

식물 이용 : 실내에서의 식물 재배는 공기정화, 습도 조절 및 심신의 안정 등에 좋다.

음이온 공기청정기 이용 : 쾌적한 실내 환경을 유지할 수 있는 효과적인 방법 중의 하나가 음이온 공기청정기의 사용이다. 완전한 오염원 감소는 불가능하지만 새벽이나 취침을 할 경우, 실내 운동량이 많을 경우 매우 유용하다.

의류 관리 : 드라이클리닝에 사용하는 약품은 휘발성 유기화합물이므로 드라이클리닝한 의류는 세탁소에서 받자마자 통풍이 잘되는 베란다나 외부에서 1시간 정도 환기시킨 후 실내에 보관하도록 한다.

그 외 관리 : 가정에서는 절대 금연하여야 한다. 합성세제나 가죽 제품 등의 사용을 자제한다.

새집 이사 전 반드시 : 외부의 모든 창문을 닫는다. 실내 온도를 30도 이상 높인다. 5~6시간 동안 유지시키며 이때 모두 외출한다. 집에 돌아와서 모든 창문을 열고 1시간 정도 환기를 한다. 1주일에 2회 이상 1달 이상 반복하면 휘발성 유기화합물, 프롬 알데히드 를 감소시키는 데 효과적이다.

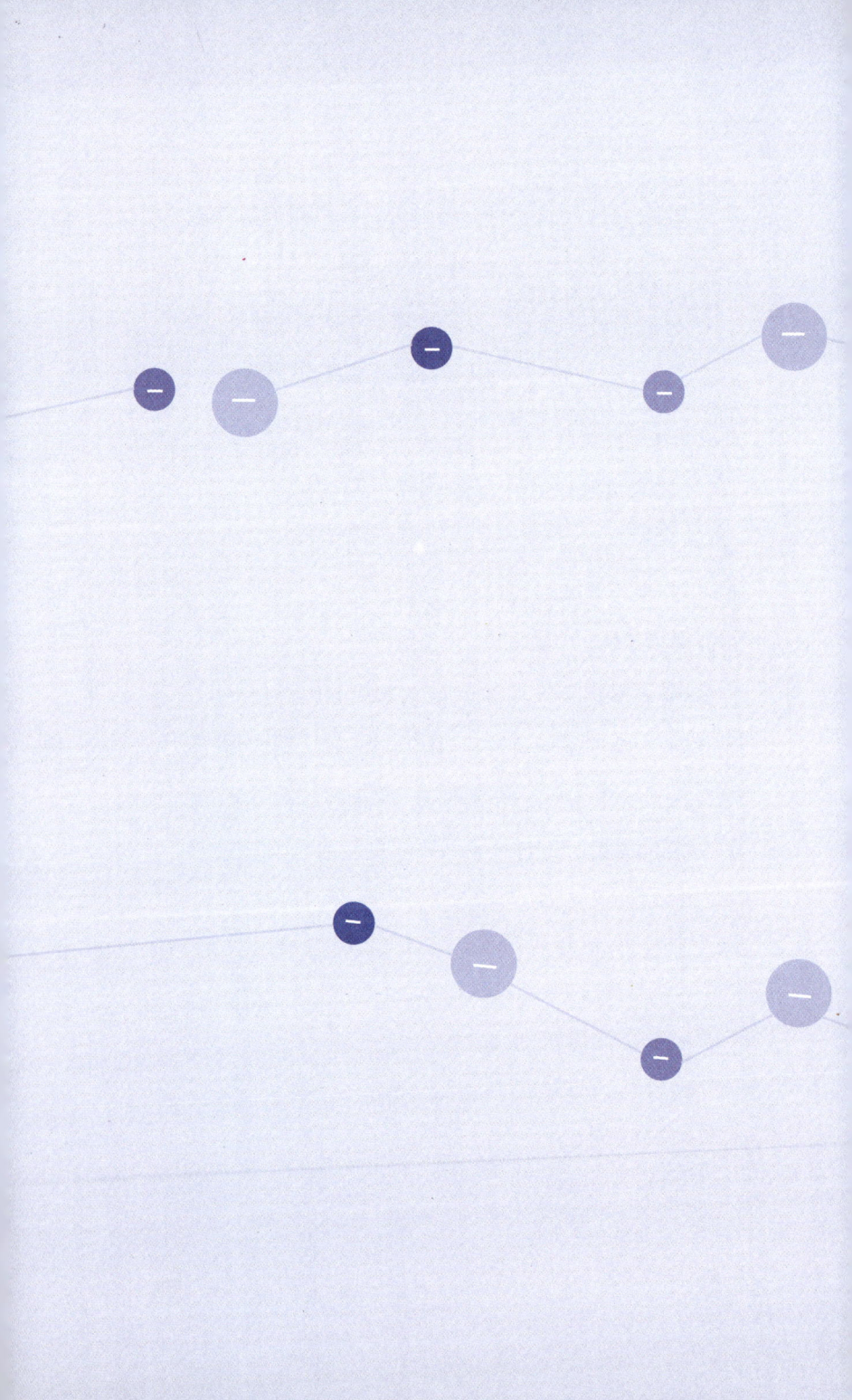

3장

가족의 건강을 위해 꼭
알아야 할 환경 상식

현재 우리가 겪고 있는 환경오염은 그 광범위한 성격으로 인해 글로벌 폴루션, 즉 세계적인 오염이라 불린다.

더군다나 그런 범세계적인 환경오염이 이제는 개개인의 가정에까지 침투하고 있다. 이 상황에서 한 개인으로서 모든 걸 한꺼번에 바꾸는 건 불가능할지 모른다. 다만 가정에서 내가 당장 실행할 수 있는 환경 상식을 알아두면, 그것이 바로 내 가족의 건강을 지키는 든든한 버팀목이 될 수 있다.

이번 장에서는 내 가정 안의 친환경과 관련한, 꼭 주의하고 알아야 할 건강 키워드를 살펴보도록 할 것이다.

1. 화학물질이 당신의 몸에 미치는 영향

1993년 핀란드의 헬싱키에서 주목할 만한 국제회의가 열렸다. 이 회의에서는 VOC라고 불리는 휘발성 유기 화합물의 위험성을 경고하는 100개의 발표들이 이어지고 열띤 토론이 벌어졌다.

그로부터 3년 뒤인 1996년에는 일본 나고야에서 오염된 실내 공기에 대한 환경 국제회의가 열렸는데, 여기에서는 두통, 설사, 현기증, 변비, 냉증, 천식, 집중력 결여, 권태감 등 공기 때문이라고는 생각지도 못했던 공기 오염 질병들이 정의되었다. 이 국제회의에 의하면 우리가 일반적인 질병으로 알고 있는 것들이 사실은 실내 공기에 떠돌아다니는 화학물질에서 비롯된다는 것이다.

우리 일상 속에 스며든 화학물질의 위험성은 이미 오래 전부터 경고되어 왔다. 우리가 아주 당연하게 사용하는 플라스틱 가재도구, 아이들 장난감, 합판 가구 등은 물론이고, 그 외에도 화학물질이 과다하게 쓰인 일상 용품들은 그 수를 셀 수 없을 정도이다.

그리고 이런 화학물질들이 일으키는 다양한 질환들은 단순한 일상 질병을 넘어서, 이제는 정신과 신경의 문제, 기억장애 등 우리가 생각하지 못했던 질병의 원인으로까지 지목되고 있다.

학계에서는 이런 화학물질로 인한 여러 증상들을 일반적으로 '화학물질 과민증'이라고 부르고 있는데, 이 화학물질 과민증은 일반 의학 이론으로는 설명이 힘들어 치료도 어렵다. 왜냐하면 그 증상은 일반적인 만성 질환처럼 나타나지만, 그 원인인 오염을 제거하지 않는 이상 일반적인 약물 치료로는 해결이 어렵기 때문이다.

다음은 이런 화학물질 과민증을 일으키는 원인이 되지만, 우리가 흔히 지나치는 일상적인 오염물질들에 대한 목록이다. 꼼꼼히 살펴서 주의를 기울이고 내 가정에 이런 오염물질을 발생시키는 제품들이 많지는 않은지 점검해보자.

화학물질 과민증을 벗어나기 위해 피해야 할 것들

식품 첨가물을 멀리 하자	육류, 어패류, 농작물의 잔류 농약과 성장 촉진제와 항생제 성분, 가공 식품의 감미료, 착색료, 보존료, 훈증제, 과일의 왁스와 성장제, 포장된 음식의 포장재 성분들, 철제 캔의 페놀 수지
실내 오염 물질을 제거하자	플라스틱 제품의 화학 성분, 담배 연기, 스토브의 연소 가스, 마감재와 바닥재의 화학 접착제, 벽지의 화학 성분, 바퀴벌레와 흰개미 퇴치 키트
의류를 조심하자	방충제, 새 옷의 화학 처리, 방습방염 가공제, 접착제, 염료, 합성섬유 속옷, 섬유 유연제
일용품을 꼼꼼히 체크하자	헤어스프레이, 샴푸, 바디 워시 제품, 향수, 화학제품이 다량 들어간 화장품, 가글 제품, 플라스틱 가재도구와 목욕용품, 합성 세제

2. 아토피 치료는 생활 속에서 시작된다

 최근 들어 아토피가 새로운 소아 현대병으로 떠오르고 있다. 아토피는 일단 발생하면 지속적인 치료가 필요할 뿐 아니라 완치도 힘들다. 실제로 최근 들어 아토피를 앓는 아이를 둔 부모들의 고충이 이만저만이 아니다.

 아토피의 원인은 잘 알려져 있지 않지만, 최근 들어 유전적 문제, 식품 문제 외에도 공기 중의 각종 오염 물질이 아토피를 비롯한 각종 질환의 주요 원인이 될 수 있다는 연구 결과가 속속 발표되고 있다. 동시에 이런 문제들을 인식하고 개선하고자 하는 노력들도 커지고 있다. 공기 관리가 중요한 아토피 치료와 예방법임을 알고, 정기적인 환기와 공기청정기 등 실내 오염에 대비하는 이들이 많아지고 있는 것이다.

 실제로 공기 중에 만연되어 있는 VOC(휘발성 유기 화합물)는 아토피의 가장 직접적인 원인이 된다. 공기 중의 VOC는 호흡을 통해 면역계에 직접 작용하게 되는데, 그 결과 우리의 면역계를 파괴하고, 각종 암을 일으킬 정도로 무서운 독성을 발휘한다.

이 VOC를 방지하는 방법은 단 하나다. 실내의 오염도를 최대한 줄이는 것뿐이다.

아무리 좋은 아토피 약도 바로 근본적인 VOC의 제거 없이는 그 효험을 발휘할 수 없는 것이다.

즉 아토피는 단순히 체질을 바꾸거나 열심히 약을 먹고 바른다고 해서 이길 수 있는 병이 아니라 일상 속, 우리의 생활 습관 속에서 최대한 위험을 줄여야 치료가 가능하다.

다음은 아토피를 일으키는 VOC의 농도를 낮추기 위해 우리가 실생활에서 지킬 수 있는 수칙들이다. 건강한 실내 공기를 위해 다음 사항들만큼은 꼭 지키도록 하자.

아토피 아이를 위해 엄마가 해줄 수 있는 일들

친환경 가구를 활용하자

새로운 가구를 구입할 때는 조금 비싸더라도 천연 니스나 천연 페인트, 천연 접착제를 사용한 가구를 선택한다(천연 페인트나 니스를 칠한 원목 가구, 편백나무 가구 등). 벽지는 실크벽지를 사용하지 않고 천연소재를 사용한 벽지를 선택해야 한다. 벽지 도배 시 풀만 사용하거나 수성본드를 선택하거나 집에서 직접 만들어서 바르는 것이 현명하다. 또, 새집증후군 스프레이 등을 이용해 유해가스를 차단시켜 주는 것이 좋다.

식물과 공기청정기로 공기를 정화하자

실내에 식물을 많이 놓아 공기를 정화한다. 아글라오네마나 산세베리아, 스타피필름 등으로 NASA에 따르면, 산세베리아와 아레카야쟈 등의 공기정화식물은 광합성 작용을 하면서 이산화탄소를 흡수할 뿐 아니라 공기 중 오염물질도 빨아들인다고 한다. 게다가 미세먼지의 제거에도 중요한 역할을 하는 것으로 보고되어 있다.
싱고니움이라는 식물로 실험한 결과, 포름 알데이드의 양이 70%까지 줄어든다는 실험도 있다. 숯이나 활성탄은 잠자는 방이나 거실에 평당 2-3킬로 정도의 숯을 바닥이나 가구위에 놓아두면 VOC를 제거하는데 음이온이 나오는 공기청정기가 효과적이다.

자연과 가까이 지내게 하자

방안의 실내공기는 17~18도 정도면 적절하며 습도는 40~50%가 유지될 수 있도록 해야 한다. 마지막으로 숲이나 산을 자주 가는 것이 좋다. 자연과의 친화력이야말로 최고의 아토피 치료인 것이다.

3. 보이지 않는 적, 공기 중 초미세먼지와 바이러스

눈에는 보이지 않지만, 우리가 숨쉬는 공기 중에는 수많은 먼지들이 떠돌고 있다는 사실을 아는가?

이 먼지들은 양이 적으면 호흡해도 우리 코의 섬모나 기타 방어막에 걸러지지만, 그러지 않을 경우 우리 몸에 들어가 차곡차곡 쌓이게 된다. 흔히 이런 작은 먼지를 미세먼지라고 하는데, 이 미세먼지는 아주 가늘고 작은 먼지로 지름이 10㎛ 이하이다.

일반적으로 이 미세먼지는 일반 먼지보다 더욱 엄격하게 규제되는데, 그 이유는 다른 것이 아니다. 크기가 미세한 만큼 폐포까지 깊숙하게 침투해 각종 호흡기 질환의 직접적인 원인이 되고 우리 몸의 면역 기능을 떨어뜨리기 때문이다.

이런 미세먼지는 대개 연소 작용에 의해 발생해 황산염,

질산염, 암모니아 같은 이온 성분을 포함하는 동시에, 금속화합물, 탄소화합물 같은 유해물질도 다량 섞여 있고, 대도시의 경우는 미세먼지 70% 이상이 자동차 배기가스에서 나온다.

그런데 최근 이런 미세먼지를 넘어서 초미세먼지라는 것이 더 큰 문제가 되고 있다. 일반 먼지가 지름이 10㎛ 정도인 반면 이 초미세먼지는 지름이 2.5㎛ 이하다. 즉 미세먼지보다 더 깊숙이 몸 안으로 들어와 더 집요하게 우리 몸을 망가뜨린다. 실제로 초미세 먼지는 마스크를 써도 제대로 걸러지지 않아서 폐암의 직접적인 원인이 되는 등 우리 몸에 치명적인 영향을 미친다.

이 초미세먼지는 대기를 뿌옇게 오염시키는 주 원인인데, 특히 중국의 산업지역에서 상당량 유입되며, 자동차 매연과 공사장 분진 등에서 발생한다. 그리고 최근 서울 시내 미세먼지의 70%가 바로 이 극히 작은 입자의 초미세먼지라는 사실이 밝혀졌다.

일부 연구결과에 의하면 초미세먼지 1 m³당 10㎛이 증가할 때마다 폐암으로 인한 사망률이 약 8 %씩 증가한다.

또한 초미세먼지를 흡입하면 폐의 염증이 훨씬 심할 뿐더러 세포 안에까지 먼지입자가 촘촘히 박히게 된다.

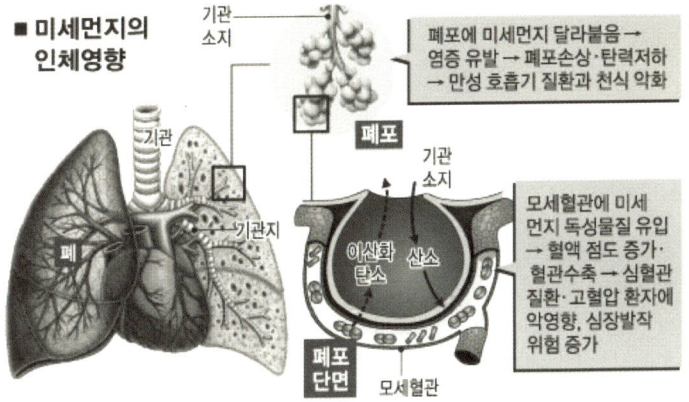

출처 - 〈세계일보〉, 2005-04-25, 지하철역 공기오염 리포트

또한 초미세먼지가 미세먼지는 혈관 사이의 가는 틈도 통과해 뇌혈관에서 뇌혈류의 저항을 높여 뇌 혈압을 높이며, 더 나아가 암 과도 관련이 있다는 연구 결과도 있다.

한 가지 더 중요한 문제는 사스처럼 크기가 작은 바이러스들의 경우 이런 미세먼지나 초미세먼지를 타고 공기 중을 떠돈다는 점이다.

따라서 실외에서도 미세먼지와 초미세먼지가 많은 곳을 주의해야 할 뿐 아니라 실내에서도 공기 중의 먼지들을 제거하는 데 관심을 두어야 미세먼지와 초미세먼지로 인한 몸의 손상은 물론 바이러스로 인한 질병도 방지할 수 있다.

미세먼지 방지를 위한 행동 수칙

미세먼지용 마스크를 착용한다	미세먼지 및 초미세먼지가 가장 많이 발생하는 시기 중에 하나가 바로 황사다. 이처럼 초미세 먼지가 많은 곳에서는 미세먼지를 걸러주는 필터 공법을 활용한 마스크를 착용하는 것이 바람직하다.
미세먼지가 많은 곳을 가급적 피한다	최근 국내에서는 정기적으로 미세먼지의 농도를 측정하고 미세먼지가 많이 분포된 곳을 공개하고 있다. 미세먼지 경계가 발령된 곳이나 대중교통은 가급적이면 이용하지 않는 편이 현명하다.
실내에 공기청정기를 사용한다	최근 들어 미세먼지와 초미세먼지를 걸러주는 강력한 필터와 나쁜 공기를 중화시켜주는 음이온 기능을 가진 공기청정기들이 등장하고 있다. 이런 공기청정기를 잘 활용하는 것도 하나의 방법이다.

4. 환경 호르몬을 멀리 하면 몸이 되살아난다

우리가 사는 현대사회는 수많은 화학물질로 둘러싸여 있다. 이런 자연환경에 존재하는 화학물질 중에서 인체나 동물 등 생물체 내에 흡수되어 호르몬이 관여하는 내분비계에 혼란을 일으키는 물질이 바로 환경호르몬, 다른 이름으로는 내분비계교란물질이다.

이 환경호르몬은 현재 약 80종이 발견되었는데, DDT 같은 농약들 41종이 제일 잘 알려져 있고, 그 외에도 음료수 캔의 코팅에 쓰이는 비스페놀A, 쓰레기를 태울 때 발생하는 다이옥신들도 독성이 강한 환경호르몬으로 알려져 있다.

그렇다면 우리는 여기서 규정된 환경호르몬만 조심하면 될까?

그렇지 않다. 이는 어디까지나 학술적인 규정일 뿐, 이외에도 수많은 환경호르몬들이 우리 주위에 존재하고 있다.

예를 들어 구체적으로 지정되어 있지는 않지만 용기에 사용되는 스티로폼의 주성분인 스티렌이성체, 그 외에 우리가 자주 사용하는 플라스틱 제품들, 화학섬유 제품들, 접착 제품들 모두에서 끊임없이 환경호르몬들이 분출되고 있다.

이런 환경호르몬이 무엇보다도 큰 영향을 미치는 대상은 우리 아이들이다. 환경호르몬이 몸에 들어가 성장과 성(性), 영양 관계의 신호 전달에 관여하는 호르몬들 중에 스테로이드 호르몬과 관련해 수용체의 문제를 일으키기 때문이다.

예를 들어 화학물질 중 다이옥신은 사람의 몸 속에 있는 에스트로겐과 비슷한 효과를 내서, 남자아이의 성적 발육의 이상 등을 초래하게 된다.

또한 이 환경호르몬은 성인 여성에게도 마찬가지로 위험하다. 2003년 현재, 부부 열 쌍 중 두 쌍 이상이 불임으로 고통을 겪고 있다. 1995년에는 이 수치가 10퍼센트였다는 점에서 근 15년 만에 두 배 이상 증가한 셈이다. 많은 이들이 불임률의 증가를 여러 원인으로 보고 있지만, 그 중 가장 유력한 원인 중에 하나가 바로 환경호르몬이다.

또한 환경호르몬은 이외에도 인체에 들어와 쉽게 분해되

거나 배설되지 않고 몸속 지방 조직에 축적되어 몸의 교란을 일으켜 생체 기능을 무너뜨리게 된다.

환경호르몬 방지를 위한 행동 수칙

하루에 5번 이상 창문을 활짝 열어 환기를 하고 공기청정기를 사용한다.

새 옷을 구입하면 세탁을 한 후에 입고, 아이들에게 가급적 플라스틱 장난감을 사주지 않으며, 장난감을 가지고 놀 때는 입으로 빨지 않는다.
또한 가정용 방향제에서도 환경호르몬이 검출됐다는 발표가 나온 만큼 화학 성분이 들어간 방향제 사용은 자제하고, 공기청정기와 동시에 환기를 자주 시킨다.

환경호르몬이 많이 포함된 육류 지방, 캔 음식을 삼간다.

음료수 캔의 내부 코팅제에는 환경호르몬 의심 물질인 비스페놀 A가 포함되어 있다. 가급적 캔 음식을 먹지 않고, 특히 뜨겁게 데워먹는 것은 피해야 합니다.
또한 환경호르몬은 먹이사슬의 위쪽이 생물체에 많이 축적되고 특히 지방에 집중되어 있는 만큼 육류 지방과 생선 껍질은 많이 먹지 않는 것이 좋다.

화학 제품이나 화학 성분이 많은 물품 및 가구 등을 멀리한다.

바닥재와 벽지에서 나오는 유해물질과 유해 기체 등도 환경호르몬 성분을 포함하고 있다.
따라서 친환경 바닥재와 벽지를 선호하고, 가구 역시 합성 수지나 합판 제품을 멀리하자. 욕실의 목욕 도구나 화장지 등도 가능하면 친환경 제품을 사용한다.

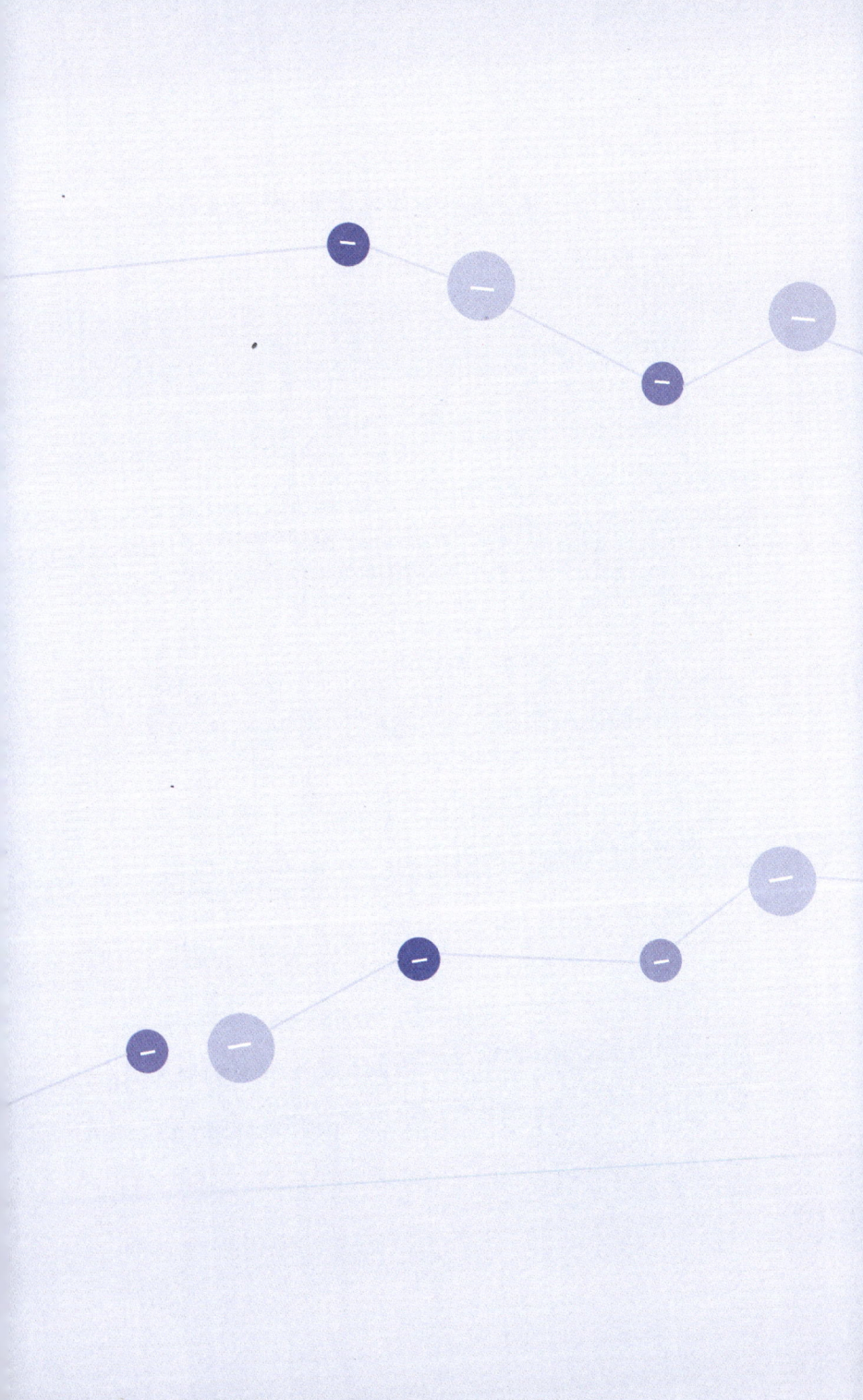

4장

무병장수의 열쇠,
항산화 작용과 음이온

노화의 원인은 여러가지가 있지만 그 중에서도 활성산소는 우리 몸을 늙고 병들게 만드는 주범이다. 이 활성산소는 유해한 공기와 유해한 음식, 스트레스, 과도한 운동, 과식과 흡연, 음주 등 여러 나쁜 생활환경과 습관에서 생겨나는데, 활성산소가 과다해지면 단순히 노화만 진행되는 것이 아니라 세포가 손상되어 질병에 걸릴 위험이 높아진다.

이런 활성산소를 막고 몸의 노화를 방지하는 것을 항산화 작용이라고 하는데, 지금부터 새로운 무병장수의 열쇠라고 불리는 음이온이 어떻게 항산화 작용을 하는지 그 원리를 하나씩 살펴보도록 하겠다.

1. 오염된 몸과 환경을 중화하는 공기 중의 비타민 음이온

이유 없이 몸이 무겁고 머리가 아프거나 숨 쉬기가 힘들 때가 있는가? 우리는 하루에 1리터짜리 병으로 2만 병의 공기를 마시고 있다. 그렇게 꾸준히 마시는 만큼, 그 공기가 우리 몸에 영향을 미치는 것도 당연한 일 아니겠는가? 실제로 몸이 무거울 때, 창문을 활짝 열어 공기를 바꾸는 것만으로도 기분이 전환되고 몸이 가벼워진다. 그렇다면 좋은 공기와 나쁜 공기는 어떻게 구별될까?

우리가 마시는 공기에는 언제나 양이온과 음이온이 떠다닌다. 양(+)전기를 띤 미립자를 양이온, 그 반대로 음(-) 전기를 띤 것을 음이온이라고 하는데, 건조하고 대기오염이 심각한 공기의 경우 양이온이 절대적으로 많고, 반대로 공기가 좋은 곳에는 음이온이 많다.

예를 들어 비가 내린 뒤의 공원, 물살이 빠른 계곡을 기억해보자. 이렇게 물이 많은 곳에는 음이온이 많은데, 이는 물이 높은 곳에서 낮은 데로 떨어지고 흐르면서 전기(위치 에너지)가 발생해 음이온이 양이온으로부터 떨어져 나와 공기 속을 떠다니게 되기 때문이다. 또한 숲에서는 이산화탄소를 들이마시고 산소를 내뿜는 나무의 작용을 통해 음이온이 만들어진다.

이 음이온들은 아주 왕성한 활동력으로 움직이면서 우리 인체에 생명과 건강에 활력을 불어 넣어준다는 점에서 '공기 중의 비타민'이라고 해도 과언이 아니다.

게다가 이 음이온은 오염된 환경을 중화시키는 역할까지 한다. 음이온은 양이온을 만나면 자연스레 결합해 중화를 해서 오염 물질을 제거한다. 즉 오염물질이 많은 공기에 음이온을 많이 공급하면 그 음이온들이 양이온을 정화, 침전시켜 제거하게 되어 공기를 훨씬 깨끗하고 신선한 상태로 만들어진다.

바로 이런 이유들로 최근 음이온을 응용한 다양한 생활용품들도 등장했다. 일본에서 지난해부터 불기 시작한 음이온 열풍을 보자. 당시 일본에서는 음이온을 활용한 많은 제품들이 인기를 끌면서 '음이온 마케팅'이란 말까지 생겨났다. 이를테면 헤어드라이어, 에어컨, 공기청정기, 선풍기 등 가전제품은 물론 음이온을 낸다는 전기석 목걸이, 비듬을 없애준다는 빗, 음이온을 내는 욕조까지 등장했다.

 국내에서도 일반 가전제품뿐만 아니라 스탠드, 칫솔 살균기, 변기 살균기, 비누, 벽지, 돌침대 등에서 음이온을 사용한다. 나아가 머리가 맑아지고 눈의 피로를 덜어주는 음이온 스탠드, 게르마늄이나 옥처럼 많은 음이온을 자연 발생시키는 광물을 미세한 가루로 만들어 섞은 비누와 벽지 제품도 등장했으니 음이온 붐이 얼마나 큰지를 쉽게 알 수 있을 것이다.

2. 음이온은 산화된 몸을 자연으로 환원한다

　이 양이온과 음이온은 공기 중에만 존재하는 것이 아니다. 지구상의 모든 물질은 모두 양이온과 음이온의 전기를 띠고 있는데, 사람도 '인체 전기'라고 하는 미세한 전기를 띠고 있다. 이 인체 전기는 체내에서 무수하게 움직이며 정교한 생체 리듬을 지배하므로 인체 전기의 양이온과 음이온 균형이 정상적이면 언제나 건강하게 장수할 수 있다.

　그런데 이런 양이온과 음이온의 균형이 깨지는 일이 생기는데 바로 나쁜 생활습관, 그리고 대기의 오염이다. 이처럼 양이온과 음이온의 균형이 깨지면 양이온의 수가 급격히 늘게 되는데, 이럴 때 신경계에서는 흥분·긴장, 혈관계에서는 긴장·수축·경화, 근육계에서는 긴장·위축, 내분비계에서는 분비과다·저하·퇴화 작용이 시작되면서 건강에 나쁜 영향을 미치게 된다.

이럴 때 공기 중에 양이온이 많고 음이온이 적으면 상황은 더 악화된다. 우리 인체는 무수한 세포로 구성되어 있으며, 세포 하나하나는 세포막으로 둘러싸여 있다. 이 세포막은 세포 내에 영양을 흡수하거나 역으로 노폐물을 배출하는 작용을 하는데, 그때 세포 안쪽에 음이온, 바깥쪽에 양이온이 많이 존재하게 되면 세포막을 비롯해 세포 전체의 움직임이 정상으로 일어나지만, 반대로 세포 내에 음이온이 적어지고 양이온이 많아지면 영양의 흡수나 노폐물의 배출이 원활하지 않게 된다.

결국 신진대사가 나빠지고 몸 전체의 생리 기능도 쇠퇴하고 나아가 여러 병이 들게 되는데, 이는 영양이 충분하게 흡수되지 않고 노폐물의 배출이 나빠져 혈액이 산성화되어, 각종 저항력이 약해지고 또 신경으로의 영양 보급도 부족해져 오장육부를 지배하고 있는 자율신경의 기능도 나빠지기 때문이다.

그 결과 고혈압, 동맥경화, 뇌졸중, 심장병, 암 등 성인병의 발현을 비롯해 빈혈, 알레르기성 질환, 허약 체질, 갱년기 장애, 어깨 결림, 요통, 류머티스, 신경통, 두통, 상습변비, 위장병, 간장병, 신장병, 자율신경 실조증, 불면증 등이 야기된다.

TIP 우리 몸에 양이온을 발생시키는 가장 큰 두 가지 원인을 알아보자

체내에 양이온이 많고 음이온이 부족하면 인체의 생리 기능이 장애를 일으켜 고혈압·저혈압·동맥경화·뇌졸중·심장병·췌장 질환·위장병 등이 생기게 된다. 또한 피부가 거칠어지고 검버섯·주름살 등 노화현상이 급속도로 일어난다. 또한 산소 공급이 부족해져 초조와 불안, 불면과 빈혈, 정서불안 등이 발생하고 집중력과 기억력이 저하되기도 한다.

즉 우리 생명을 건강하게 유지하기 위해서는 음이온의 힘이 모든 생명력을 지배하고 있다고 해도 과언이 아닌데, 바로 이런 음이온을 빼앗아가는 두 가지 중요한 요인이 있다.

하나는 오염된 공기와 유해 가스다. 고도로 발달된 오늘날 문명사회에서는 생활 주변에 전자 제품이 널려 있을 뿐더러 공장·선박·항공기 등에서 엄청난 오염원들이 발생한다. 이런 산업 기계 등에서 배출되는 오염된 공기나 유해 가스 등이 우리 몸의 양이온 비율을 높이게 된다.

둘째는 과도한 스트레스다. 스트레스는 신경 계통을 자극하여 양이온을 증가시킨다. 신경세포는 체세포에 비해 산소 소비량이 약 4배이며 음이온을 띤 에너지도 몇 배나 소비된다. 신경질적인 사람이나 신경을 많이 쓰는 사람이 암이나 성인병에 걸리기 쉬운 것도 이 때문이다.

따라서 내가 생활하는 곳의 공기를 깨끗이 유지하기 위해 노력하고 과도한 스트레스와 긴장을 피하는 것이야말로 만병을 방지하는 근원적 대처라고 할 수 있을 것이다.

양이온과 음이온이 인체에 미치는 영향

작용	양이온이 많을 때	음이온이 많을 때
일반적으로	자극적	진정적
혈압	항진	강하
맥박	증가	감소
호흡	촉진	진정
심장기능	촉진	진정 후 증진
혈액	산성으로	알카리성으로
혈관	수축	확장
혈당	증가	감소
빈혈	회복	회복
이뇨	억제	촉진
피로	회복지연	회복촉진
골발육	악영향	호영향

출처 : Pollution.info S.A

3. 혈액을 깨끗하게 유지하려면 음이온이 필요하다

몸의 노화가 진행되면서 질병에 걸린다는 것은 거의 혈액 문제와 관련이 있다. 노화가 심하게 진행될수록 피가 탁하고 끈적끈적해지는 것이다.

인간의 혈관 길이는 약 10만km 정도로, 지구를 두 바퀴나 돌 수 있다. 우리 혈액은 약 1분 동안 엄청난 속도로 전신의 혈관을 일주하면서 폐에서 섭취한 산소나 소화관에서 흡수한 영양소 등을 전신의 모든 세포로 보내고, 반대로 세포에서 만들어진 탄산가스나 노폐물을 운반해서 몸 밖으로 배설한다. 그런데 이 혈액이 탁하고 끈적끈적하면 심근경색이나 뇌경색뿐만 아니라, 노폐물을 제대로 배출할 수 없어 셀 수 없을 정도의 수많은 질병에 걸리게 된다.

이때 중요한 것이 바로 혈액의 수소이온농도(Ph)다. 우리 혈액의 Ph 농도는 약 7.4로 약한 알칼리성이다. 이때 Ph 농도가 변화하면 우리 몸에도 위험 신호가 온다. 혈액이 여러 이유로 산성 쪽으로 기울어 뇌신경세포의 기능이 장애를 받아 의식을 잃을 수도 있다.

이는 생체 내에서는 끊임없이 물질대사가 진행되면서 발생하는 탄산가스와 인산(燐酸) 등을 처리할 수 없게 되어 생기는 현상이다. 즉 음이온이 많으면 이런 산성 물질이 생겨도 pH를 일정하게 유지해 완충작용을 할 수 있지만, 지나치게 양이온이 많은 산성으로 흐르면 그 기능이 파괴되기 때문이다.

혈액이 탁하고 끈적끈적하게 되는 원인으로는 TV, 전자레인지, OA기기, 휴대폰 등으로부터 나오는 전자파나 플러스 이온, 스트레스, 흡연, 과음, 과로, 운동부족 및 과식, 육식, 편식, 미식, 잔류 농약, 식품첨가물, 대기오염, 자동차 배기가스 및 신축 아파트, 건물 등에서 나오는 유해 가스 또는 유해물질 등이다.

이때 음이온은 혈액 중에 미네랄 성분인 칼슘, 나트륨, 칼륨 등의 이온화 율을 상승시켜 알칼리화의 진행을 통해 혈액을 정화해주고, 엔돌핀, 엔케피린이라는 물질을 발생시킴으로 인해 혈청 속에 칼슘과 나트륨의 이온화율을 상승시켜 혈액정화, 피로회복, 체력의 회복뿐 아니라 강한 통증이 있던 부분의 세포를 건강하게 활성화시켜 통증이 완화되기도 한다.

4. 노화의 원인인 활성산소를 제거하는 음이온의 역할

활성산소란 본래 인간을 비롯한 동식물의 체내에 세균, 바이러스, 곰팡이 등의 이물질이 침입했을 경우 이것을 녹여 없애는 중요한 역할을 하는 화학물질이다.

그런데 이것이 체내에서 필요 이상으로 증가하게 되면 거꾸로 자체의 세포 또는 조직까지 이물질로 보고 공격하여 우리 몸에 손상을 입히게 된다.

그러나 우리 몸은 이런 활성산소에 대해 미리 대비하는 시스템 또한 가지고 있다. 활성산소가 필요 이상으로 증가해서 자기 세포나 장기(腸器)를 공격하려고 할 때, 동식물의 체내의 SOD라는 효소가 달려가서 지나치게 증가한 활성산소를 제거하는 것이다.

예를 들어 여러 오염물질, 즉 방사선, 농약, 살충제, 가공

식품, 항암제 등의 화학약제, 살균제, 질소화합물 등이 음식과 공기에 이 많아도 SOD가 제대로 활동하면 지나치게 증가한 활성산소를 제거할 수 있다. 그러나 문제는 나이가 들어감에 따라 SOD의 힘이 차츰 약해진다는 점이다.

> **Tip SOD(superoxide dismutase)란?**
>
> SOD는 초과산화이온을 과산화수소와 물로 바꾸어 주는데, 나이가 들수록 SOD의 힘이 약해지는 것은 활성산소나 과산화지질이 체내에서 증가했을 때 SOD도 함께 상승해야 질병에 걸리지 않는데, 나이가 든 사람들은 그러한 능력이 부족한데 원인이 있다고 한다.
>
> 다시 말하면, 노인이나 젊은이 또는 환자와 건강한 사람의 혈액 중의 SOD 수치는 차이가 없지만, SOD 상승 능력(유도능, induction capacity)은 나이가 들면서 현저히 떨어진다고 한다.

『활성산소를 다스리면 무병장수할 수 있다』는 책에서 의학박사 니와 유키에는 이렇게 말한다.

"동맥경화, 중풍, 심근경색, 기미, 주근깨, 잔주름, 나아가서는 암, 백혈병, 교원병(膠原病, 피부, 관절, 혈관 등 신체의 결합조직에 이상이 생기는 모든 질병), 아토피성 피부염 등은 체내에 지나치게 많이 생성된 활성산소가 주된 원인이다. 말하자면 세균과 바이러스에 의한 감염병 이외의 모든 어려운 병의 90퍼센트 내외가 직접이든 간접이든 급격히 증가한 활성산소가 원인이 되어 발병'하였다 해도 과언이 아니다."

이처럼 유해한 활성산소 자체도 문제지만, 이 활성산소가 지질과 만나면 더 큰 독성이 생겨난다. 두 요소가 만나면 과산화지질이라는 물질이 생겨나기 때문이다.

[활성산소 + 지질 = 과산화지질]
활성산소 -> 반응성이 매우 강하지만 수명이 매우 짧음,
　　　　　주로 세포 표면에 작용
과산화지질 -> 반응성이 약하지만 수명이 매우 김.
　　　　　　주로 세포 내부에 침투 작용

과산화지질은 균이나 이물질, 조직에 대한 반응성은 강하

지 않지만, 신장에서 배설되지 않고 몸속에서 머물면서 조직이나 장기 또는 세포의 겉에서 내부를 향하여 천천히 침투하면서 병을 만들어낸다.

즉 활성산소가 인체에 미치는 해독은 활성산소 자체에 의한 것보다는 활성산소가 지질과 반응하여 만들어진 과산화지질에 의한 해독이 더 크다고 한다.

이때 과잉으로 생성된 활성산소가 자체의 세포에까지 해를 미치는 것을 막기 위한 효과로 알칼리 이온수의 효과가 입증된 바 있다. 체내에 많은 산성 물질이 들어오거나 몸 안에 많은 산성 물질이 생성되어도 몸 안에 음이온이 다량 잔존하고 있으면 체액의 평형을 유지할 수 있기 때문이다. 다시 말해 음이온을 다량 포함한 물이나 공기 등을 자주 흡입할 경우 우리 몸의 활성산소와 활성산소가 만들어내는 과산화지질의 해악을 방지하는 데 큰 도움이 될 수 있다.

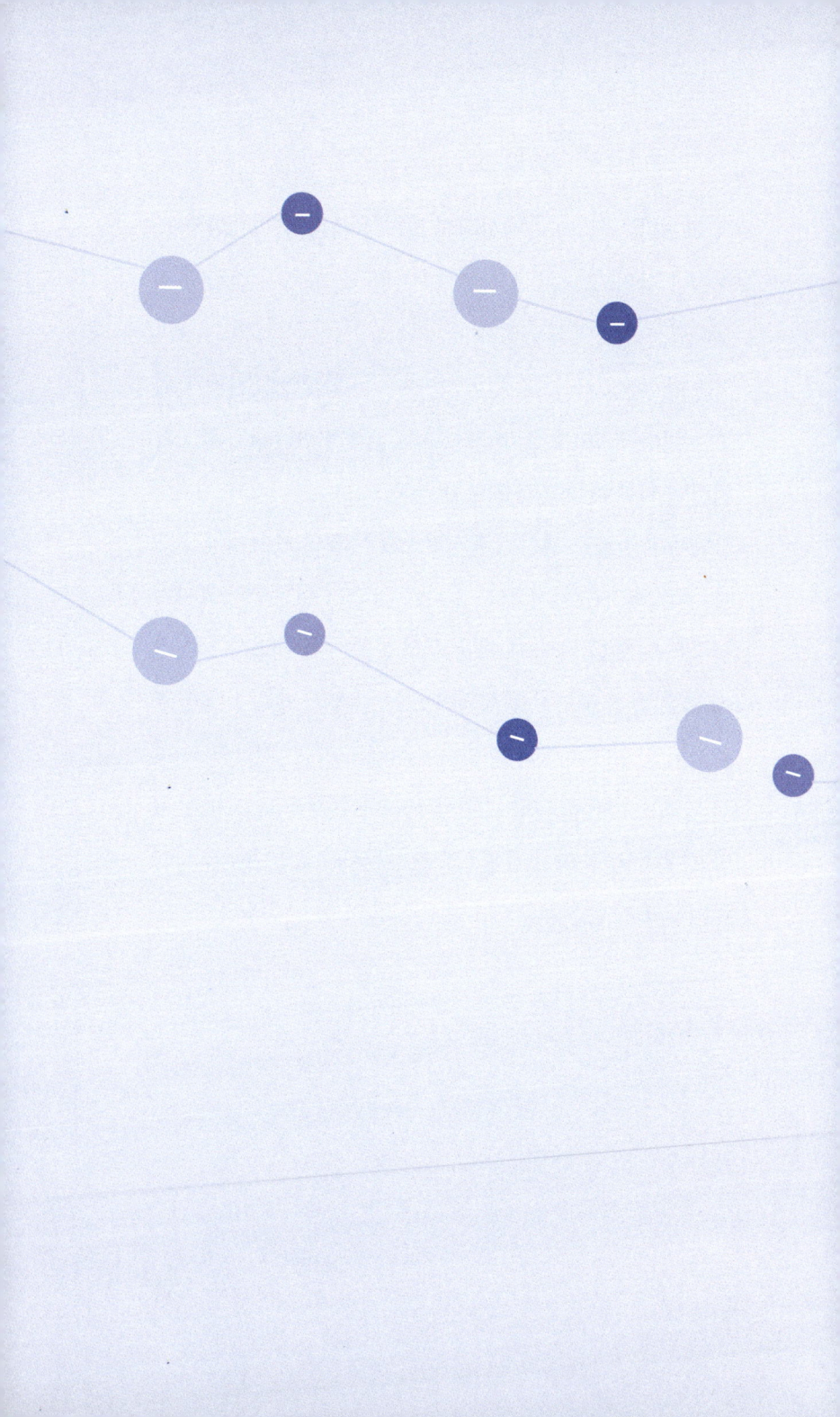

5장

음이온이
내몸을 살린다

앞서도 살펴보았듯이 현대생활은 말 그대로 건강을 위협하는 온갖 오염들과 싸우는 전쟁터라고 해도 과언이 아니다. 실내 공기 오염, 아토피, 미세먼지, 환경호르몬 등 우리 실내를 오염시키고 우리 건강을 위협하는지 요소들은 끊임이 없다.
몸의 면역력이 약한 상태에서 계속 그런 오염원들에 노출될 경우 우리 몸은 치명적인 상처를 입고 현대병이라는 무서운 질병에 사로잡히게 된다.
그렇다면 앞서 살펴본 음이온은 현대의 적이라 불리는 현대병에 어떤 영향을 미칠까?
지금부터 음이온과 현대병, 음이온과 면역, 더 나아가 일상 속에서 음이온이 미치는 좋은 영향들에 대해 살펴보도록 하자.

1. 음이온이 현대병을 예방한다

이온은 전기를 띤 눈에 보이지 않는 미립자를 말하며, 그 중에서 음이온은 음(-)전기를 띤 미립자를 뜻한다. 이 음이온은 일반적인 생활공간에서는 1㎠당 0~수백 개 정도가 존재한다. 그런데 폭포나 소나무 숲에서는 무려 공기 1cc당 800~2,000개의 음이온이 들어 있다.

언젠가 숲이나 계곡에 놀러갔을 때 느껴지던 공기의 상쾌함을 기억하는가? 그 상쾌한 공기는 바로 음이온이 많아져 생겨나는 작용이다.

폭포나 숲에는 이 음이온은 활발하게 공기 중을 떠다니며 우리 몸에 영향을 미친다. 동시에 먼지와 나쁜 오염 물질 같은 양이온과 결합해 공기를 정화시킨다.

즉 우리가 마시는 먼지와 보이지 않는 바이러스, 더 나아가 여러 유해 물질들을 정화하고 신선한 공기를 마실 수 있는 비밀의 열쇠가 바로 이 음이온에 있다.

그런데 이런 음이온은 단순히 기분에만 영향을 미치는 것은 아니다. 현대생활의 가장 큰 적이라 불리는 현대병에도 작용해 그 치유 과정을 돕는다. 지금부터 우리를 괴롭히는 현대병들과 음이온의 관계를 살펴보고, 음이온이 어떤 과정으로 현대병을 예방하는지 알아보도록 하자.

1) 암과 음이온

암세포는 일반적으로 혈행이 나쁜 곳에서 발생한다. DNA가 활성산소 때문에 절단되어 발암 유전자가 발동하는 것인데, 암세포는 젖산을 대량으로 뿜어내 혈액을 산성화시켜 백혈구 같은 면역 군대의 세포막을 산화시켜 버린다. 스스로 자기 영역을 산성화시켜 면역력을 약하게 떨어뜨리는 것이다.

따라서 면역력이 좋으려면 무엇보다 혈액이 약알칼리 환원 상태에 머물러 있는 것이 중요하다. 그래야 혈행도 좋고 자체 면역 세포 안에 존재하는 많은 음이온이 암세포를 먹어치우게 된다.

그리고 최근 들어 아직까지는 본격적인 치료방법은 개발되지 않았지만 이 음이온을 이용한 치료 방법에 대한 관심이 높아지고 있다.

한 예로, 독일의 프랑크푸르트 대학에서 쥐에게 암세포를 이식한 뒤 그에 대한 음이온의 효과를 조사하는 실험을 실시했다. 암에 걸린 쥐 50마리 중 반수만 음이온을 많이 포함한 공기를 하루 1시간 계속 마시게 한 것이다.

그 결과 그 쥐들이 수명이 2배 가까이 늘어났다고 한다. 암에 걸린 채 아무런 조치도 받지 못한 쥐들은 생존기간이 평균 34일인 데 반해, 음이온을 흡입한 쪽은 평균 생존기간이 59일이었다.

또한 이 대학에서는 이외에도 여러 종류의 암에 대해 같은 실험을 진행한 결과, 음이온 군에서 수명 연장 효과를 확인했다.

또한 암은 아니지만 음이온을 인간에게 1개월 투여한 결과, 혈액 내 백혈구의 일종으로 골수에서 생성되어 암세포를 직접 파괴하는 면역 세포인 NK 세포 활성의 강도가 상승했다는 데이터가 있다. 이 실험에서 NK 활성이 상승한 이유는 다음과 같았다.

1. 혈행의 개선
2. 젖산 수치의 하락
3. 긴장 완화 효과, 스트레스 경감
4. SOD 등 항산화 산소의 환원형의 부활
5. 숙면
6. Ph 수치의 개선
7. 항산화 비타민 VB군 C.E. 베타카로틴 등의 절약

 신기원에 가까운 의학기술이 등장하는 요즘도, 아직 암은 정복되지 않은 미지의 세계에 가깝다. 이런 상황에서 놀라우리만큼 간단한 음이온 처치가 좋은 실험 데이터를 보이고 있는 것은 앞으로 암 치료 연구에서 음이온이 차지하는 비중이 그만큼 높아지리라는 것을 잘 보여주고 있다.
 또한 비단 암 치료만이 아니더라도 근본적인 건강 개선에 음이온이 가진 영향력은 뚜렷이 나타난 이상, 암을 비롯한 각종 질병의 예방에 음이온이 사용될 가능성이 크지 않을 수 없다.

2) 아토피와 음이온

 아토피란 각종 유해물질 및 활성산소로부터 피부를 보호하는 각질층이 사라져 활성산소나 세균, 곰팡이 등으로부터 공격을 받게 되는 증상을 말한다. 이럴 때는 유해물질로 인한 활성산소를 제거해야 하는데, 그 전자를 공급해주는 것이 바로 음이온이다.

 아토피는 특히 가려움증이 심한 질병으로 유명한데, 이런 가려움이 일어나는 것은 류코트리엔(reukotriene)이나 히스타민처럼 염증을 일으키는 물질이 대량으로 생산되기 때문이다. 게다가 이 가려운 부위가 체온 때문에 따뜻할 때 양이온에 끌리는 먼지나 진드기의 사체 등이 부착되어 염증과 감염을 일으켜 증상을 악화시킨다.

 문제는 여기서 그치지 않는다. 이렇게 되면 몸의 백혈구가 치료와 저항을 위해 그 감염된 부위로 모이게 되는데, 이때 백혈구가 활성산소를 무기로 삼아 새로운 염증과 산화반응이 일어나게 된다. 이때 음이온을 가려운 곳에 15~20분 뿜어주면 양이온이 중화되고 활성산소도 사라지므로 매우 편해진다.

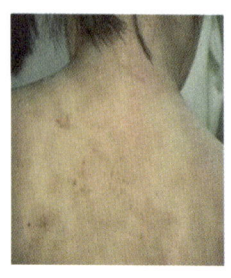 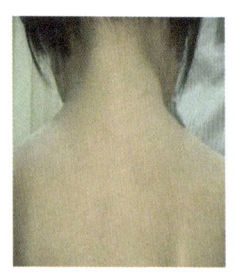

음이온 사용 후

음이온 →활성산소 억제 → 생체의 산화억제 → 몸 전체의 항산화력 증가 → 아토피 개선 → 젖산의 중화와 혈액의 약 알칼리화 → 피부 표면이 음이온에서 양이온화 →아토피의 개선

이는 산화를 멈추는 음(-) 전자가 피부 표면에서 혈액 속으로 침투해 체액이 약 알칼리화되고 전자가 증가되어 항산화력이 높아지기 때문이다.

3) 천식과 음이온

이제 현대인의 일상적 질환이 된 천식은 공기가 지나치게 더럽고, 더욱이 양이온을 띠고 있는 공기를 호흡함으로써 체질이 산성으로 변하면서 혈관이나 기관지가 과다하게 수축되어 생기는 증상이다.

이때 음이온 제품(1미터 이상 떨어진 곳에서 10만개/cm3

이상 발생하는 제품에 한한다)을 사용하면 음이온이 양이온 공기를 중화시켜 공기를 깨끗하게 해 천식을 개선해준다.

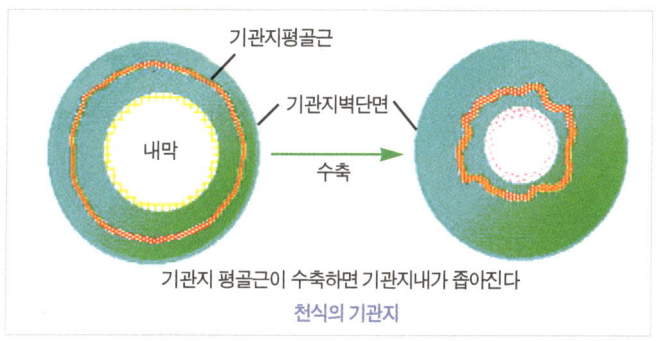

천식의 기관지

특히 실내의 경우 이런 음이온 처치가 더욱 효과를 발한다. 양이온화된 공기 속의 먼지가 음이온을 만나 바닥으로 떨어져 방 안 공기가 맑아지기 때문이다.

또한 기관지 염증을 일으키는 진드기 사체나 분비물의 단백질도 함께 공기 중에서 떨어져나가 염증이 멈추게 된다. 다만 공기 속 양이온화 된 먼지를 바닥 위에 떨어뜨리면 물입자 형태의 음이온도 같이 먼지에 엉겨 붙어 바닥에 떨어지기 때문에 공기 중 수분이 급속도로 줄어든다.

즉 먼지가 많은 방일수록 공기 속 습도가 부족한 만큼 가습기 등으로 실내 수분을 충분히 보충해 줄 필요가 있다.

4) 당뇨와 음이온

생활습관이 서구화되면서 가장 크게 증가한 만성질환 중에 하나가 당뇨병이다. 현재 우리나라의 당뇨 환자는 총 500만 명 정도, 즉 10명 중 한 사람이 당뇨 환자라는 뜻이다. 이런 추세로 가면 2020년 즈음에는 당뇨 환자 수가 무려 1000만 명을 넘을지 모른다는 전문가들의 의견도 있다.

당뇨병은 딱히 원인을 찾아 완치하기가 어려운 난치병이다. 음식물을 분해하고 소화해 에너지원으로 저장하는 인슐린이 부족해져 영양소가 그대로 몸 밖으로 배출되는 것이 당뇨다. 이렇게 영양분 저장이 안 되니 혈당도 올라간다. 하지만 우리 인체는 놀라운 잠재력을 가진 유기체이다. 즉 우리 몸이 원래 가진 자연 치유 능력을 회복시키면 당뇨병도 충분히 개선하고 치유할 수 있다.

그렇다면 음이온은 당뇨병의 개선 및 치료에 어떤 메커니즘으로 작용할까?

건강한 사람이 하루에 분비하는 인슐린의 양은 30~40단위라고 한다. 그런데 나이가 들고 자율신경의 기능이 저하되어 췌장에서 인슐린이 적게 나오거나 나오지 않을 때 당뇨병이 생긴다.

  이때 호흡을 통해 우리 몸에 음이온을 충분히 공급해주면, 혈액 중의 전해질(Electrolyte)이 활성화되고, 혈장 내에 나트륨(Na)과 칼슘(Ca)의 이온화량이 증가되어 우리 몸의 대사 기능이 좋은 알칼리 체질로 바뀐다.

  또한 음이온은 세포를 활성화하는 기능을 해서 포도당을 쉽게 흡수해 당 수치를 내려 주는 데도 도움이 된다.

5) 학생들의 학습 능력과 음이온

  사람이 하루에 마시는 공기의 양은 사람에 따라서 다소의 차이는 있지만, 약 2,000만cc(1리터 병으로 2만병)이다. 그리고 그 중에서 75%가 뇌에서 소비된다.

  뇌세포는 그 기능을 유지하기 위해서 산소를 풍부하게 가진 혈액을 대량으로 필요로 하는데, 음이온에는 혈액 내 산소의 운반능력을 높이고 자율신경계의 부교감신경을 활성화시키는 능력이 있다.

  또한 최근에는 음이온이 뇌 안의 모르핀이라고 불리는 β 엔돌핀 활성에 깊은 관계가 있다는 것이 밝혀졌다. 음이온이 호르몬 작용을 도와 정서를 안정시키고, 머리를 상쾌하게 하고, 집중력을 높이게 되는 것이다. 즉 음이온은 회의실에서의 집중력은 물론, 교실이나 공부방에서의 학습력 향상에도 큰 도움을 준다.

6) 흡연과 음이온

담배연기 속에는 약 4,000여종이나 되는 독성 화학물질이 들어있다. 또한 불에 탈 때 그 중심온도가 섭씨 900도에 이르게 되는데 이때 유기물질이 열분해, 열합성, 증류, 승화, 수소화, 산화, 탈수화 등의 과정을 거쳐 여러 종류의 화학물질이 생성된다.

그 중 타르는 담배연기를 입에 넣었다가 내뿜을 때 생성되는 미립자가 농축된 물질로서, 흑갈색이며 식으면 액체가 되며 발암물질로 알려져 있다.

실제로 담배가 우리 건강에 주는 해독의 대부분은 바로 이 타르 속에 들어 있는 각종 독성물질과 발암물질에 의한 것으로, 여기에는 약 20여 종의 A급 발암물질이 포함되어 있다. 그리고 이 물질이 담배연기를 통해 폐로 들어가 혈액에 스며들어 우리 몸의 모든 세포, 모든 장기에 피해를 주기도 하고, 잇몸, 기관지 등에는 직접 작용하여 표피세포 등을 파괴하거나 만성 염증을 일으키기도 한다.

예를 들어 담배 한 개비를 피울 때 흡입되는 타르의 양은 대개 10mg 이내로 한 사람이 하루에 한 갑씩 담배를 피울 때 1년간 모이는 타르의 양은 보통 유리컵 하나에 꽉 찰 정도로 많다.

또한 타르 외에도 담배 연기에서 나오는 일산화탄소도 혈액의 산소운반 능력을 떨어뜨려 만성 저산소증 현상을 일으킴으로써 신진대사에 장애를 주고 조기 노화현상을 일으킨다. 이 일산화탄소(CO)는 무연탄 냄새로 이미 잘 알려진 물질인데, 이 때문에 담배를 피우는 건 미량의 무연탄 냄새를 지속적으로 맡는 것과 같다.

담배를 많이 피우거나 담배연기가 가득한 방에 오래 있으면 머리가 아프고 정신이 멍해지는 것도 바로 일산화탄소 때문이다.

마지막으로 니코틴은 담배의 습관성 중독을 일으키는 마약성 물질로 담배 한 개비에는 대략 1mg정도 함유되어 사람의 경우 40mg이 치사량이다.

니코틴은 아편과 거의 같은 수준의 습관성 중독을 일으키기 때문에 약학적으로는 마약으로 분류되고 있다. 담배를 일단 피우기 시작하면 매 30~40분에 한 대씩 피워야만 하는 이유가 바로 담배 속에 있는 니코틴 때문인데, 이 니코틴은 말초혈관을 수축하며 맥박을 빠르게 하고 혈압을 높이며 콜레스테롤을 증가시켜 동맥경화증을 악화시킨다.

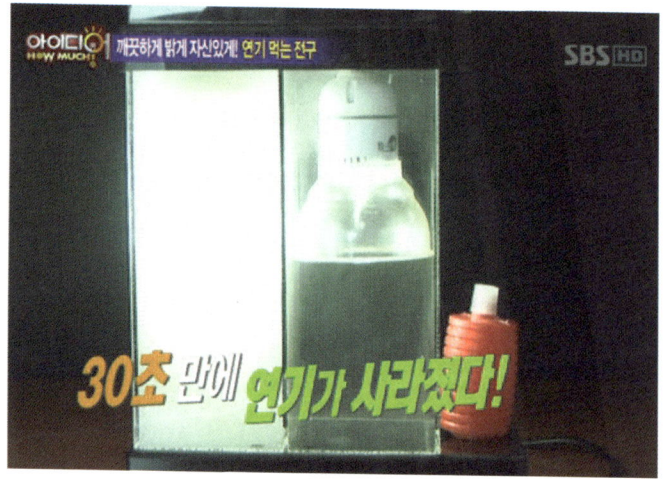

그렇다면 음이온은 담배 연기의 해독성을 어떻게 제거할까?

담배연기는 미립자이며 그 지름은 1~100nm인 것이 공기 중에 분산된 것이며 그 성분은 가스성분이 19% 아세트와 알데히드 등 증기성분이 2%, 니코틴 0.5%, 타르 6.7%, 수분 0.8% 등으로 구성되어 있다. 이때 공기 중에 음이온을 다량 투입하면, 이 성분들이 음이온($O_2^-(H_2O)n$)에 의해 포위되어 자중에 의한 낙하 또는 반응에 의한 변성이 이루어진다.

또한 음이온이 많은 공기 안에서는 산소 음이온계 물질인 수산화기(OH-)가 발생되는데 이 수산화기는 인체에 무해한 천연물질이지만 산화력이 매우 뛰어나 거의 모든 오염물질의 살균 및 화학적 분해·제거를 하면서 자신은 다시 중간 물질로 변화한다.

물론 이러한 연쇄 반응은 거의 모든 유해 물질을 물과 이산화탄소로 환원시키므로 인체에는 무해하다.

2. 음이온으로 키우는 면역 건강법은 무엇이 있나요?

면역은 우리 현대생활에서 빼놓을 수 없는 중요한 건강 키워드이다. 각종 유해물질에 대항하고 질병을 예방하는 첫째로 바로 면역이 자리 잡고 있기 때문이다.

지금부터 우리 몸의 면역에 큰 영향을 미치는 음이온이 어떤 식으로 작용하는지 그 원리를 살펴보도록 하자.

자율신경을 강화하는 음이온

우리 몸의 면역에 가장 중요한 것은 무엇일까? 바로 자율신경이다. 우리 몸의 자율신경은 인체의 모든 기관을 통제하는 신경으로, 생명을 유지하는 데 없어서는 안 될 가장 중요한 신경이다.

음이온은 이 자율신경에 따라 움직이는 우리 몸의 혈관,

내장의 활동을 원활하게 만들어 무리하지 않게 조절해 준다. 또한 신경 계통, 혈액, 세포, 임파액 등에 생기를 부여해 활력을 불어넣는다. 또한 칼슘, 나트륨, 칼륨 등 미네랄의 이온율을 높여 바이러스에 의한 감염도를 낮추고 바이러스 저항력을 높여 줌으로써 산성화되어 가고 있는 현대인의 체질을 건강하게 바꾸어 준다.

저항력을 증진하는 음이온

혈액 속에 음이온이 증가하면 감마그로피린이라는 성분이 많아지게 된다. 감마그로피린이 란 간 혈청에 많은 단백질로서 면역력을 가진 항체 성분을 가지고 있다. 즉 이 감마그로피린이 많아지면 혈액이 병에 대항해 싸울 수 있는 저항력이 커지고 자연 치유력도 증가되게 된다. 실제로 몸이 아픈 환자들의 요양 시설이 숲 속에 있는 것도 다 이 같은 이유 때문이다.

또한 음이온은 엔돌핀과 엔케피린을 발생시켜 혈청의 이온화 비율을 상승시킴으로써 혈액을 깨끗하게 정화하고, 피로를 회복시킨다.

세포에 작용하는 음이온

인체는 지름 100분의 1mm 내지 3mm정도의 세포들이 무수히 모여 이루어진다. 이 세포는 혈액을 통해 운반되어온 영양소를 섭취하여 생활하며, 오래되면 새로운 세포가 만들어져 순차적으로 신구 교체를 하게 된다. 또한 이런 신구교체와 함께 세포 내부에 생기는 노폐물을 밖으로 배출하도록 되어 있는데, 이것을 신진대사라 부른다.

이 신진대사가 잘되지 않으면 병에 걸리기 쉽고, 노화가 빠르게 진행된다. 그런데 혈액 중에 양이온이 많이 있는 경우에는 세포막의 투과성이 떨어져 영양소가 세포 내에 들어가기 어렵게 되고, 노폐물도 바깥으로 나오기 어렵게 된다. 반대로 음이온이 많을 때에는 세포막의 투과성이 매우 좋아져서 영양소도, 노폐물도 원활하게 들어가고 나올 수 있게 되면서 세포 내에 무기질이 증가한다. 특히 음이온은 심장의 근육 활동을 왕성하게 만들어 심장을 튼튼하게 한다.

음이온이 우리 몸에 미치는 영향

1) 세포를 활성화한다

우리 몸의 세포는 얇은 세포막으로 둘러싸여 있다. 이 세포막을 이루는 성분은 나트륨, 칼륨-ATP아제 효소 등인데, 이 효소들은 세포 속의 칼륨 이온과 세포 밖의 나트륨 이온을 서로 교환하는 역할을 하고 동시에 영양과 산소를 운반하고, 이산화탄소나 노폐물을 배출하는 중요한 역할을 한다. 이때 체내에 음이온이 많이 들어오면 그 세포막에 압력을 가해 세포의 이온 교환을 돕게 되어 세포의 활력을 되살리게 된다.

2) 뇌를 건강하게 해준다

음이온이 공기 1cc당 1,000개 이상으로 증가하면 우리 뇌에 알파(α)파의 활동이 증가하게 된다. 이 알파파는 기분을 좋게 하는 뇌파로, 천식과 편두통, 나아가 긴장 완화에도 도움이 된다. 또한 천식 같은 호흡기 질환을 일으키는 신경호르몬인 세로토닌(Serotonin)과 자유 히스타민(Free Histamin)을 억제해 준다. 즉 음이온이 많이 들어올수록 뇌를 가볍고 상쾌하게 하는 알파파가 증가해 뇌 건강이 증진하는 것이다.

3) 혈액을 깨끗하게 해준다

우리 혈액 중에는 미네랄 성분인 칼슘, 나트륨, 칼륨 등이 존재한다. 음이온이 우리 몸에 들어오면 이 미네랄의 이온화를 도와 알칼리로 변하게 해서 산화를 막고, 혈액을 정화하게 된다. 또한 혈청 중에 포함된 면역 성분인 글로불린을 증가시켜 나쁜 바이러스 등의 감염 증세에 대한 저항력까지 높아지게 된다. 그런가 하면 우리 몸의 혈관과 내장 등을 조절하는 자율신경계를 도와 혈액, 세포, 임파액 등에 생기를 준다.

동맥경화를 비롯한 성인병의 원인이 되는 콜레스테롤을 억제해 면역력을 높이는 역할도 한다.

4) 알레르기 체질을 개선한다

음이온은 특히 호흡기 계통 알레르기에 유용하다. 음이온이 알레르기 물질에 대한 저항력을 높여 체질을 개선하는데 큰 도움이 되기 때문이다. 몸에 통증이 느껴질 때 음이온을 많이 쐬면, 양이온으로 인해 무너진 몸의 균형이 개선되어 통증이 완화되게 된다.

음이온에 대한 7가지 효과

- 신진대사개선
- 집중력 향상
- 미세먼지 제거
- 악취 제거
- 면역력 증강
- 활성산소 중화
- 살균, 항균효과

공기 중에 존재하는 각종 오염물질 및 세균먼지, 꽃가루, 곰팡이 등은 양이온을 형성하고 있는데, 음이온은 이들 양이온을 중화 제거해 공기를 깨끗하고 신선하게 유지시켜준다. 또한 악취를 내는 분자들을 이온화 시켜줌으로서 악취를 제거하는 탈취 작용도 한다.

5) 피로를 회복시킨다

음이온이 체내에 많아지면 체액의 양이온이 사라져 약 알칼리로 변하게 된다. 몸이 알칼리화되면 신진대사가 활발해져 피로 물질을 배출해 상쾌한 기분이 된다.

6) 자율 신경을 안정시키고 면역력을 증가시킨다

우리 인체의 장기는 교감신경과 부교감신경, 즉 자율신경에 의해 움직인다. 이때 자율신경의 균형이 깨지면 장기가 무너지게 되는데, 음이온은 자율신경의 안정을 도모해 면역력을 증가시킨다.

7) 식물의 성장을 촉진한다

식물의 세포 속에도 칼륨, 칼슘, 기타 무기이온이 존재하므로, 식물의 생육촉진에 효과가 있다.

3. 음이온과 우리의 생활

지금까지 우리는 음이온이 우리에게 미치는 영향들을 살펴보았다. 그렇다면 이런 음이온의 효과는 우리 일상과 어떻게 연결되고 있을까?

지금부터 우리의 가장 가까운 일상생활에서 음이온이 어떤 작용을 하고 어떻게 우리 일상을 보호하는지를 살펴보도록 하자.

1) TV 좋아하시는 어른들과 컴퓨터와 가까운 아이들에게 : 전자파를 방지한다

현대인들은 하루도 빠짐없이 가정이나 직장에서 낳은 전기 제품에 둘려 싸여 살고 있다. TV나 컴퓨터, 이동전화는 물론 그 외에 각종 전자제품이 우리 몸에 유해한 전자파를 끊임없이 발생시키고 있다. 특히 성인들뿐 아니라 TV나 컴퓨터가 일상이 된 청소년과 아이들에게도 전자파는 큰 문제다.

한 예로 1996년 신주쿠 시면 병원에서 중학교 2학년생 5400명을 대상으로 "TV게임이 건강에 미치는 영향에 대해서"라는 조사를 한 적이 있다고 한다. 이 조사에서 TV 게임을 너무 오래 하는 것으로 보이는 학생들에게서는 다음과 같은 질병이 나타났다.

1) 어깨결림 2) 공부가 손에 잡히지 않는다. 3) 눈이 어질어질하다. 4) 눈의 피로 5) 두통 6) 눈이 침침하다. 7) 구토증세, 8) 경련 및 기타 등등

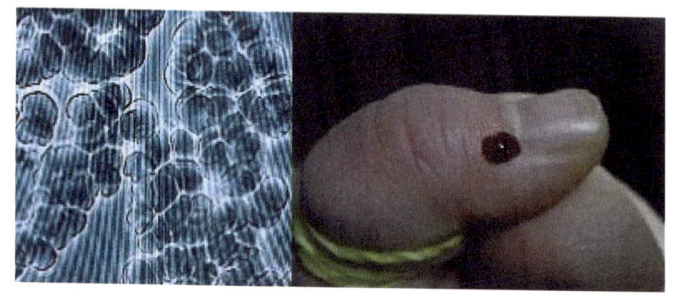

〈전자파에 노출되지 않았을 때 적혈구의 모양이 동그랗고 활동적이다.〉

〈전자파에 노출되었을 때 적혈구는 모양이 찌그러지고 엉켜있다.〉

출처 블루앤부설연구소

그 원인은 다름 아닌 TV로부터 나오는 전자파와 저주파였다. TV는 다른 전자제품에 비해 넓은 영역에 전자파를 퍼뜨리게 된다.

또 TV 회로 전체에서도 전자파 방사가 확인되고 심지어 그 전자파는 벽을 뚫고 나가 TV를 직접 보지 않는 사람에게까지 영향을 미친다고 한다.

이때 음이온은 어떤 영향을 미칠까? 우리 몸에 나쁜 전자파는 모두 양이온이다. 즉 실내에 음이온 양이 양이온 양보다 많아지게 되면 이 전자파를 중화, 소멸시킬 수 있게 된다.

2) 수험생 및 시험 준비 중인 학생들에게 : 집중력과 학습력을 향상시킨다

순수한 음이온에는 혈액 속의 산소 운반 능력을 높이는 작용과 자율신경계의 부교감신경을 활성화시키는 능력이 있다. 따라서 집중을 요하는 학습 중인 청소년들에게 절대적인 집중 효과를 높여줄 수 있다.

3) 면역력이 약한 유아와 어린이에게 : 아토피와 알레르기를 개선한다

알레르기 증상의 가려움증은 류코트리엔이나 히스타민처럼 염증을 일으키는 물질이 많아져서 생겨난다. 특히 온도가 따뜻하면 더 심해져 피부 표면이 손상되고, 여기에 양이온에 끌리는 먼지나 진드기 사체 등이 붙어 염증과 감염을 일으키기 쉽다.

이때 음이온을 가려운 곳에 20분 정도 뿜어주면 양이온이 중화되고 활성산소도 사라져 가려움증이 줄게 된다.

4) 실내 오염에 노출된 직장인들에게 : 천식과 호흡기 문제를 진정시킨다

천식은 더러운 공기를 많이 호흡해 몸이 산성 체질로 변하거나 양이온을 과다하게 흡입해 혈관이나 기관지가 수축되고 염증이 생겨 발생한다. 이때 음이온이 호흡하는 공기 중에 많아지면 천식 발작을 진정시킬 수 있다.

5) 온종일 집에서 생활하는 주부들에게 : 새집증후군을 해소 한다

새집증후군은 화학물질이 쌓인 집에서 나오는 나쁜 유해공기 때문에 발생한다. 이 때문에 선진국 정부에서는 실내공기의 질 관리법이라는 시행 규칙까지 만들었을 정도다.

이때 우리 몸에 유해한 화학물질인 포름알데히드 등은 모두 양이온이며, 실내에서 순수 음이온이 대량 발생되는 제품을 사용하자 이 유해물질이 중화·소멸되는 것이 공인 기관의 실험으로 증명되었다.

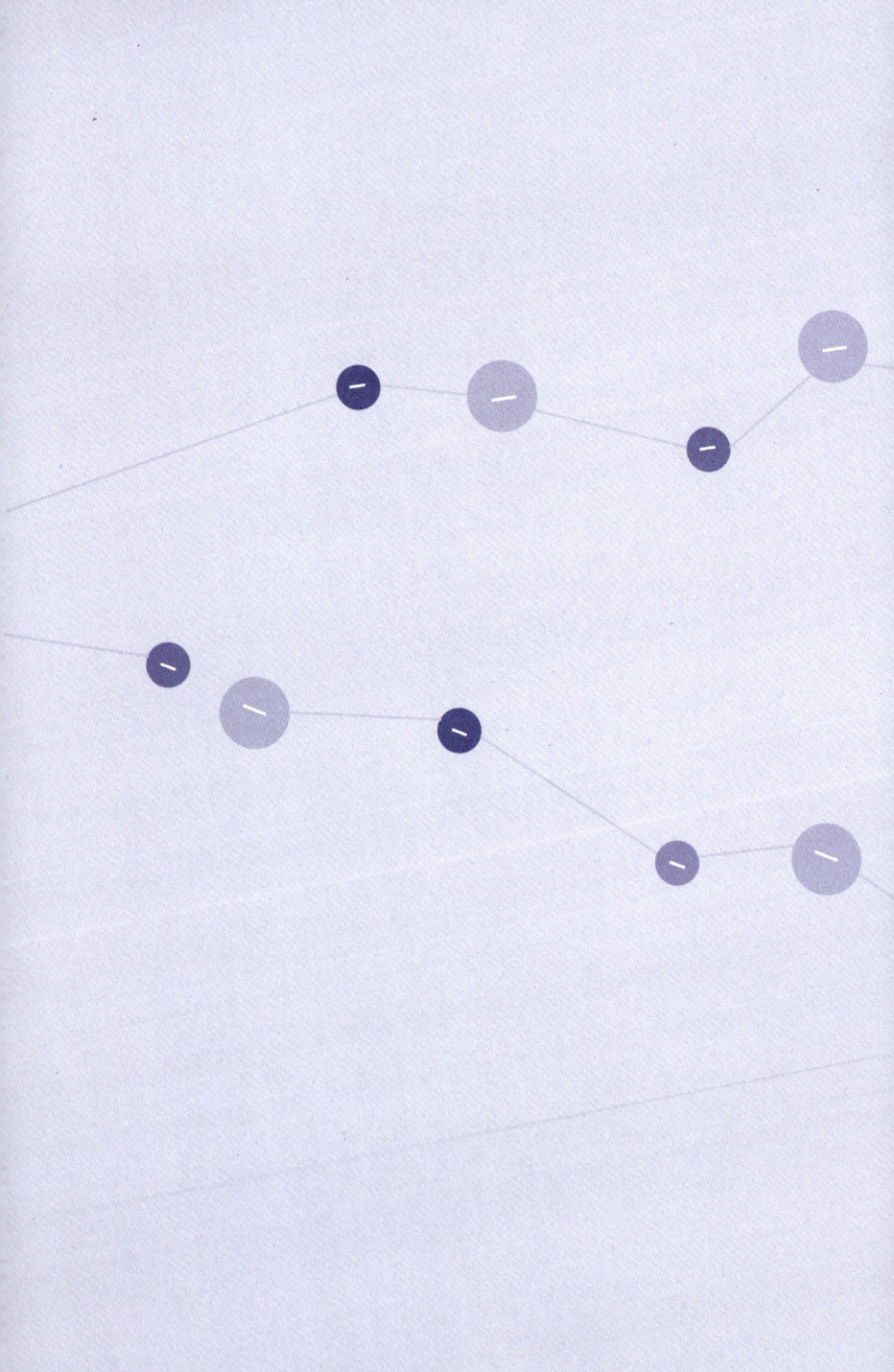

6장

건강한 세상을 위한 컬러테라피 건강법과 음이온

옷을 고를 때도, 가구를 고를 때도, 조명을 고를 때도, 심지어 학용품 하나를 고를 때도, 우리는 늘 색깔을 염두에 둔다. 실제로 어떤 색은 기분을 좋게 만들기도 하고, 어떤 색은 기분을 우울하게 만들기도 한다.

이는 색깔에서 발산되는 유색 광선이 뇌하수체 호르몬에 작용해 감정과 느낌에 영향을 주기 때문인데, 이 같은 색들이 심정적이고 물리적으로 우리 건강에 도움이 된다는 것이다.

최근 각광을 받고 있는 컬러테라피는 바로 이 하고 많은 색깔들 중에서 사람마다 가장 잘 맞는 색을 찾아내서 치료와 안정에 이용함으로써 심신의 균형과 조화를 이루는 것이 목적이다.

즉 가구 하나도, 조명 하나도 내가 지향하는 심신 상태를 목적으로 빛깔을 고르면 스트레스와 피로에 지친 심신을 효과적으로 안정시킬 수 있다는 의미이다.

모아북스 도서목록

The MoaBooks Pulishing

"더 이상 허울 좋은 성공 이론에 휘둘리지 말자!"

과거에 통했던 리더십 이제는 안 통한다

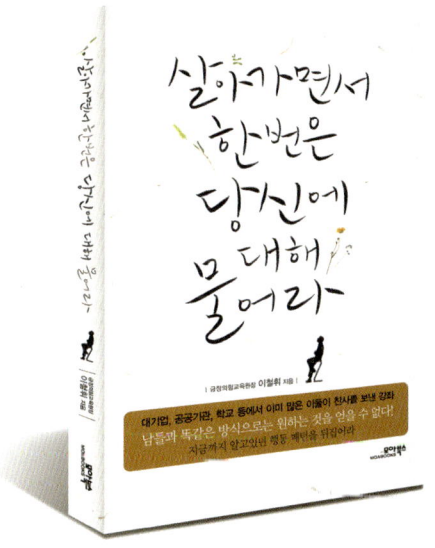

살아가면서 한번은 당신에 대해 물어라
긍정의힘 교육원장 **이철휘 원장** 지음 | 256쪽 | 값 14,000원

보다 나은 내일을 꿈꿀 수 있게 하는 희망 솔루션

살·아·있·는·지·식·과·건·강·정·보·가·숨·쉬·는·곳 **모아북스 MOABOOKS**

대표전화 : 0505-627-9784   www.moabooks.com

행복하게 성공하는 주 5일 근무시대의 필독서

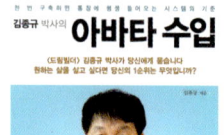

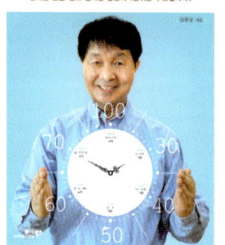

김종규 박사의 아바타수입
김종규 지음 / 224쪽 / 값 12,500원

〈드림빌더〉 김종규 박사가 당신에게 묻습니다.
원하는 삶을 살고 싶다면 당신의 1순위는 무엇입니까?
풍부한 강연 경험으로 널리 알려진 김종규 박사의 '한 번 구축하면 평생 수입이 들어오는 아바타 수익 시스템'을 현실적이고 단계적인 방법으로 상세히 기술한 책으로 시스템을 통해 평생 수익을 얻는 방법을 제시하고 있다.

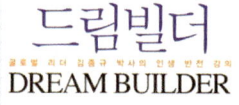

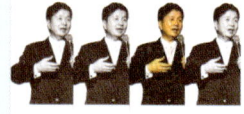

절대긍정으로 삶을 개척한 드림빌더의 신화!
드림빌더
김종규 지음 / 278쪽 / 13,000원

'드림빌더' 이론은 아무리 작은 꿈이라도 일단 꿈을 품는 자는 성공의 계단에 들어서게 된다는 원칙을 중심으로 아무리 힘들고 어려운 상황에서도 꿈을 가지고 꿈의 성취를 지속시키는 자는 승리한다는 점을 말한다. 나아가 이 책은 풍부한 경험과 사례, 강력한 공식으로 큰 호응을 받고 있음은 물론, 현실 속에서 함께 꿈꾸고 그 꿈을 성취하고자 하는 많은 이들의 삶의 재기를 이끌어낸다.

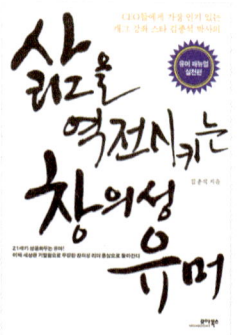
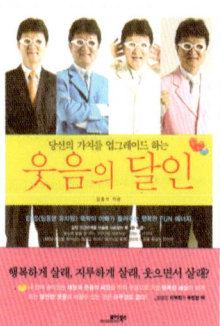

삶을 역전시키는 창의성유머
김종석 지음 / 264쪽 / 값 12,000원

웃음의 달인
김종석 지음 / 192쪽 / 값 10,000원

CEO들에게 가장 인기 있는 개그 강좌 스타 김종석 박사의 유머 매뉴얼

삶의 진정한 주인이 되는 성공 매뉴얼

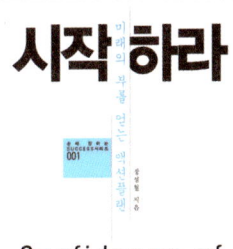

시작하라

장성철 지음 / 120쪽 / 값 6,000원

손에 잡히는 SUCCESS 총서 001

평생직업과 평생직장의 시대가 사라져간 지금, 우리는 새로운 변화 앞에 서 있다. 이 책은 망망대해처럼 보이는 이 시대 경제 흐름을 파악하고 미래를 예측하고자 하는 모든 이들을 위한 가이드북이다. 이 책에서는 진정한 삶과 행복이란 무엇이며 성공에 대한 확신과 함께, 그 길에 들어서기 위해서는 무엇을 준비해야 할지를 소개하며 그 길을 알려주는 1인 창업 로드맵을 제시한다.

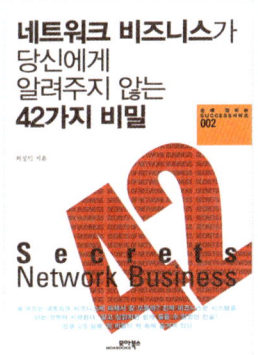

네트워크 비즈니스가 당신에게 알려주지 않는 42가지 비밀

허성민 지음 / 132쪽 / 값 6,000원

손에 잡히는 SUCCESS 총서 002

네트워크 사업이라는 신개념 비즈니스에 참여하기에 앞서 반드시 짚고 넘어가야 할 핵심 42가지를 꼼꼼하게 제시한다. 네트워크 사업에 대한 깊이 있는 성찰까지 고루 담고 있는 만큼 네트워크 사업을 처음 시작하는 이들에게는 필수적인 지침서 역할을 한다.

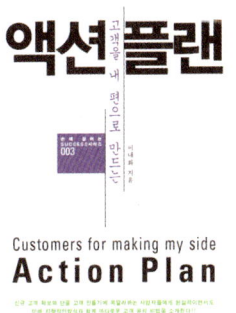

액션플랜

이내화 지음 / 208쪽 / 값 9,000원

손에 잡히는 SUCCESS 총서 003

평생직업의 시대에 든든한 자산이 되어주는 것은 인간관계임을 깨우치고, 고객의 개념을 어떻게 정립하고 어떻게 나의 고정자산으로 만들 것인지에 대한 방법론을 제시한다. 고객을 내 편으로 만들기 위한 사고의 전환, 행동의 전환을 유도하는 가이드북으로써 구체적인 고객관리 매뉴얼을 제시한다.

상식을 넘어 거꾸로 바라 본 시각

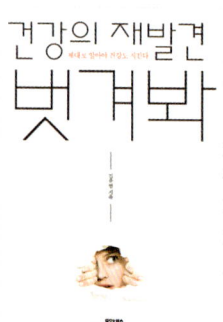

건강의 재발견 벗겨봐
김용범 지음/ 272쪽 /13,500원

섣부른 의학 지식과 상식의 허점을 밝히며, 증명된 치료법도 수위와 내용이 조금씩 다르고 서로 다른 환경에서 받아들여야 하므로, 이를 맹신하는 것은 위험하다고 지적한다.

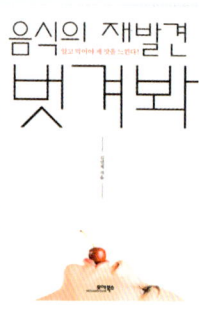
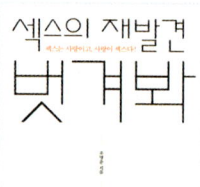

음식의 재발견 벗겨봐
김권제 지음 / 288쪽 / 값 13,500원

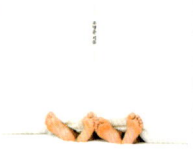

섹스의 재발견 벗겨봐
조명준 지음 / 312쪽 / 값 13,800원

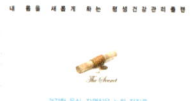
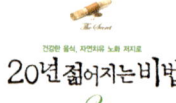

20년 젊어지는 비법 1
우병호 지음 / 380쪽 / 값 15,000원

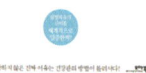
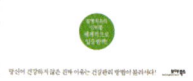

20년 젊어지는 비법 2
우병호 지음 / 392쪽 / 값 15,000원

현대 의학을 넘어 각종 질병 예방과 함께
약없이 건강해지는 법을 담은 건강 가이드 북

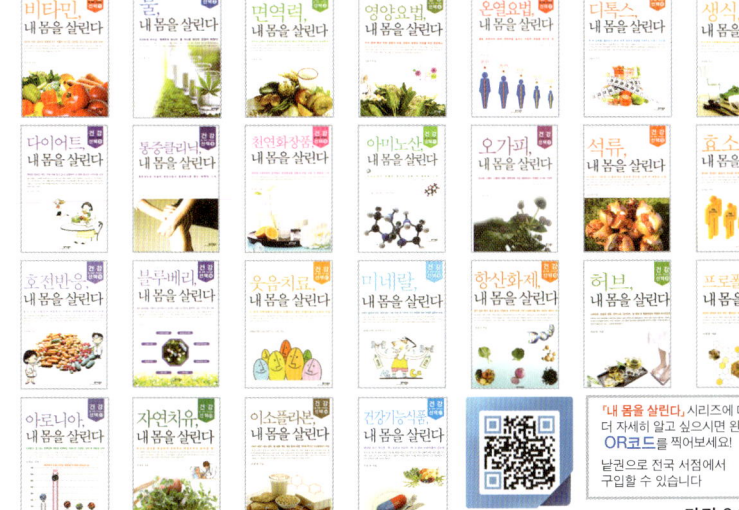

각권 3,000원

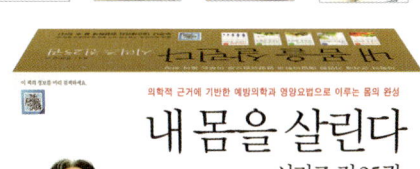

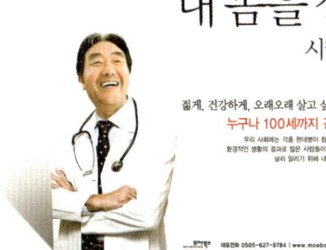

정윤상 외 지음 / 전 25권 세트 / 값 75,000원

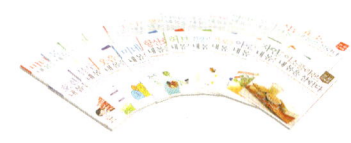

건강 적신호를 청신호로 바꾸는 건강 가이드 내 몸을 살린다 세트로 건강한 몸을 만드세요

① **누구나 쉽게 접할 수 있게 내용을 담았습니다.**
일상 속의 작은 습관들과 평상시의 노력만으로도 건강한 상태를 유지할 수 있도록 새로운 건강 지표를 제시합니다.

② **한 권씩 읽을 때마다 건강 주치의가 됩니다.**
오랜 시간 검증된 다양한 치료법, 과학적·의학적 수치를 통해 현대인이라면 누구나 쉽게 적용할 수 있도록 구성되어 건강관리에 도움을 줍니다.

③ **요즘 외국의 건강도서들이 주류를 이루고 있습니다.**
가정의학부터 영양학, 대체의학까지 다양한 분야의 국내 전문가들이 집필하여, 우리의 인체 환경에 맞는 건강법을 제시합니다.

2013년 4월 20일 발행

책 읽는 즐거움이 쑥쑥! 독서 힐링

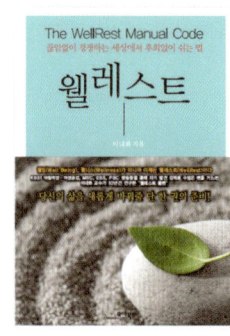

웰레스트
이내화 지음 / 276쪽 / 값 13,000원

끊임없이 경쟁하는 세상에서 후회 없이 쉬는 법
이른바 '휴식 전도사'라고 불리는 명강사 이내화의 자기계발서. 우리는 일만 하고 사는 것이 아니라, 폭넓은 미래를 준비하고 설계할 여유와 시간이 절실해진 시대에 살고 있다. 이제 자기계발은 '일 잘하는 능력'을 신장시키는 것만이 아니다. 더 행복한 삶을 위해 더 잘 쉬는 능력도 계발해야 한다.

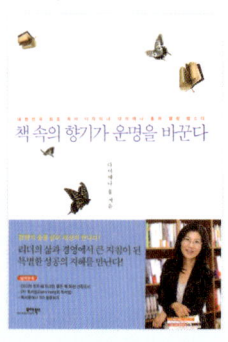
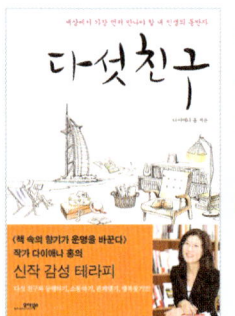

책속의 향기가 운명을 바꾼다
다이애나 홍 지음 / 257쪽 / 값 12,000원

다섯친구
다이애나 홍 지음 / 264쪽 / 값 13,000원

대한민국 독서디자이너 다이애나 홍의 감성 치유 에세이 | 열정 랩소디

독서플래너 365

고객의 마음을 사로잡는 상담사 누구나 될 수 있다

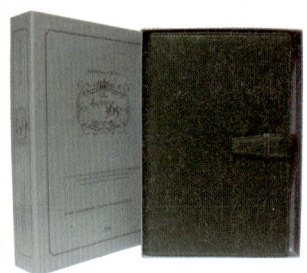

모아기획 / 값 33,000원

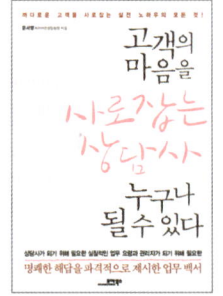

윤서영 지음 / 224쪽 / 값 12,500원

상담사가 되기 위해 필요한 실질적인 업무 요령과 관리자가 되기 위해 필요한 명쾌한 해답을 파격적으로 제시한 업무 백서

자기계발을 위한 셀프 코칭

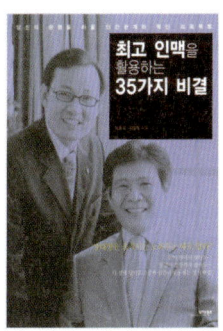
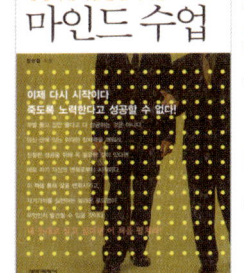

최고인맥을 활용하는 35가지 비결

박춘식/장성철 지음 / 176쪽 / 값 8,500원

마인드수업

장성철 지음 / 200쪽 / 값 8,000원

당신의 운명을 바꿀 인간관계의 혁신 프로젝트! | 잘 나가는 CEO는 1%가 다르다

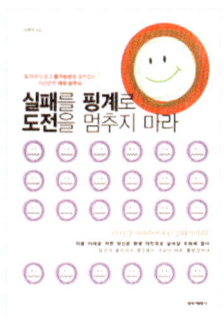
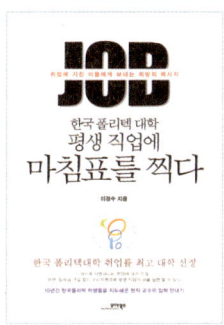

실패를 핑계로 도전을 멈추지 마라

이병현 지음 / 218쪽 / 값 10,000원

한국 폴리텍 대학 평생 직업에 마침표를 찍다

이경수 지음 / 223쪽 / 값 12,000원

최악의 위기를 절호의 기회로 삼아 작게 시작하여 크게 성공하라 | 취업에 지친 이들에게 보내는 희망 메시지

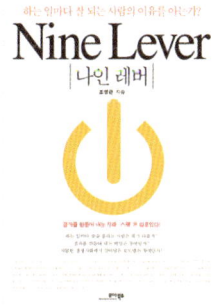
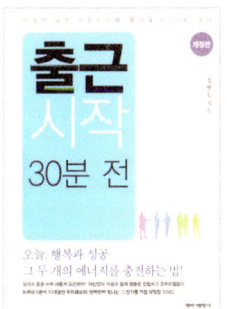

나인레버

조영근 지음 / 248쪽 / 값 12,000원

출근 시작 30분전

김병섭 지음 / 236쪽 / 5,000원

하는 일마다 잘 되는 사람의 이유를 밝힌 명저 | 아침 출근길의 신드롬을 일으킨 화제의 책

당신의 건강은 어떻습니까?

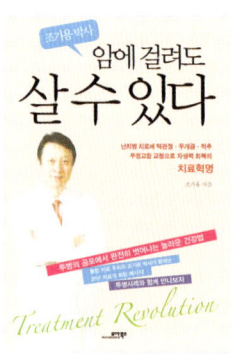

암에 걸려도 살 수 있다
조기용 지음 / 255쪽 / 값15,000원

200만 암환자에게 전하는 희망의 메시지

'난치성 질환에 치료혁명의 기적' 통합치료의 선두주자인 조기용 박사는 지금껏 2만 명의 암 환자들을 치료해왔고, 이를 통해 많은 환자들이 암의 완치라는 기적 아닌 기적을 경험한 바 있으며, 통합요법을 통해 몸 구조와 생활습관을 동시에 바로잡는 장기적인 자연면역재생요법으로 의학계에 새바람을 몰고 있다.

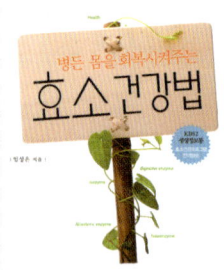

효소건강법
임성은 지음 / 264 쪽 / 값 12,000원

당신의 병이 낫지 않는 진짜 이유는 무엇일까?
병원, 의사에게 벗어나 내 몸을 살리는 효소 건강법에 주목하라!! 효소는 우리 몸의 건강을 위해 반드시 필요한 생명 물질이다. 이 책은 효소를 낭비하는 현대인의 생활습관과 식습관을 짚어보고 이를 교정함으로써 하늘이 내린 수명, 즉 천수를 건강하게 누리는 새로운 방법을 제시하고 있다.

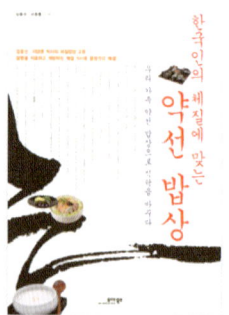 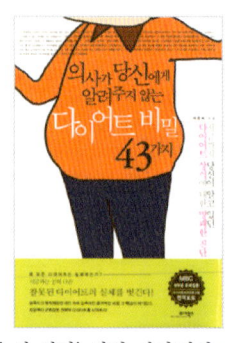

한국인의 체질에 맞는 약선밥상
김윤선 · 이영종 지음 / 216쪽 / 값 11,000원

의사가 당신에게 알려주지 않는 다이어트비밀 43가지
이준숙 지음 / 256쪽 / 값 11,000원

건강 식단은 '개인별 맞춤식 식단' 에서 시작된다
잘못된 다이어트 상식, 당신을 병들게 한다

1. 색채는 단순한 빛이 아닌 에너지의 효과다

최근 일본 동양대학의 노무라 준이치 교수가 색채와 관련된 재밌고 신기한 실험 결과를 발표했다.

일단 실험자를 뽑은 뒤 그의 눈을 가리개로 덮은 다음 빨간색 방과 파란색 방에 교대로 들어가게 한 뒤에 뇌파와 혈압, 피부 온도, 근육 긴장 등을 측정했다. 그런데 놀랍게도 직접 눈으로 그 색깔을 보지 않았음에도, 빨간색 방에 들어갔을 때와 파란색 방에 들어갔을 때 측정 결과가 다르게 나타났다.

예를 들어 빨간색 방에 들어갔을 때 실험자의 상태는 근육이 긴장하고 피부 온도가 올라가며 땀 분비가 많아졌다고 한다.

반면 파란색 방에 들어갔을 때는 근육이 이완되면서 피부 온도와 땀 분비가 방에 들어가기 전과 별 차이가 없었다.

　더 놀라운 것은 시력을 잃고 나머지 감각이 발달한 시각 장애인의 경우 피부 온도의 상승이나 뇌에 전달되는 긴장도 등으로 눈으로 보지 않고도 빨간색을 인지할 수 있다는 점이다.

　이는 색채가 단순히 눈으로 느껴지는 빛의 향연 이상의 의미를 가진다는 것을 말한다. 즉 색채는 하나의 파장이자 각자의 에너지를 갖고 있는 진동 같은 것이다. 실제로 빨강에서 보라까지 각각의 색들은 다른 파장을 가지고 있는데, 이는 각각 다른 진동으로 다른 에너지를 주변에 전파한다. 눈으로 색깔을 직접 보지 않았음에도 이들이 색채에 반응한 것도 바로 이런 에너지를 인지했기 때문이다.

　예를 들어 추운 날에는 빨간색 양말을 신는 것이 좋다고 한다. 눈으로 보지 않아도 빨간 색은 근육을 긴장시켜 피부 온도를 높게 만들기 때문이다.

　또한 운동 시 입는 운동복은 노란색이 좋다고 하는데, 이는 노란색이 운동 신경을 활성화시켜 근육 에너지를 증가시키기 때문이다.

　또한 이런 색채 에너지는 신체 자체에 영향을 미치는 것을 넘어 우리의 마음까지 좌우한다. 사실상 우리가 겪는 모든 질병들은 많은 부분이 마음 상태와 정신에서 나온다. 마음이 긍정적이고 밝으면 질병 치료도 한결 쉬워지는데, 그 한 예가 바로 플라시보 효과이다.

플라시보 효과란 진짜 약 대신 환자가 약이라고 믿는 가짜 약을 투여함으로써 환자 스스로 병에 진전이 있다고 믿게 하는 것을 말한다. 실제로 수술을 마친 뒤의 환자에게 통증을 완화시키는 모르핀 제 대신 가짜 플라시보 약을 사용했음에도, 75%의 환자에게 진정 효과가 나타났다는 하버드 대학의 실험 결과도 있다.

또한 최근의 컬러테라피 연구들을 보면 각각의 질환에 약을 처방할 때 그 약 색깔을 달리 하면 병에 진전이 있다는 결과도 있다. 편두통에는 보라색, 우울증에는 노란색, 기침에는 파란색이나 빨간색을 사용하는 등등이다.

한 예로 진정제는 대부분 파란색이나 초록색 캡슐을 사용히는데, 이것은 이 두 색깔이 자연을 연상시켜 환자에게 심리적 안정을 제공하기 때문이다. 또한 수험생은 파란색 옷을 입는 것이 좋은데, 파란색이 자율신경계를 안정시키고 혈압을 낮추어 마음을 차분히 만들어주기 때문이다.

2. 각각의 색채들이 가지는 심신 진정 효과

1) 빨강 (RED)

자신감 넘치고 활동적이며, 삶에 대한 혁명 등을 상징한다. 빨간색은 일단 눈에 잘 띄는 주목성과 명시도가 높고 따뜻한 온기를 품고 있어 몸에 이상이 있을 때는 너무 강하게 느껴지기도 한다.

* 심리 효과 : 신경을 자극해 긴장과 흥분, 불안감을 초래하는 동시에 강한 활동성을 부여해 다양한 아이디어와 감성을 자극시킨다.

* 신체 효과 : 혈액 순환을 빠르게 해주어 혈압이 낮거나 무기력증에 시달릴 때 빨간색을 가까이 하면 증세가 완화된

다. 또한 혈압과 체온을 상승시키고 신경조직을 자극하므로 에너지가 없고 혈행이 좋지 않은 사람, 빈혈이 있는 사람, 추위를 잘 타는 사람에게 좋다.

2) 노랑 (YELLOW)

노란색은 쾌활하고 활동적인 느낌이 강한 빛깔이다. 밝고 선명한 색감이 보는 사람의 기분을 즐겁게 만들어주며 정신의 활력을 느끼게 한다.

* 심리 효과 : 따뜻한 느낌을 가지기 때문에 우울한 기분을 느낄 때 마음을 밝고 안정되게 느끼게 해주며, 머리 회전이 빨라져 창의력과 사고력이 풍부해진다.

* 신체 효과 : 노란색은 뇌를 자극해 머리를 맑게 하고 판단력이 빨라지도록 돕는다. 매일 머리를 많이 쓰는 업무를 하는 이에게 유쾌한 스트레스 해소 효과를 가져다준다. 또한 소화불량이나 근육 경직 등을 이완시킨다는 점에서 정서적으로 불안한 이들에게도 좋고, 사교적인 공간에서 일하는

이들에게도 신체 활력을 준다. 변비나 소화불량을 개선하는 데 도움을 준다. 운동신경을 활성화시켜 근육의 에너지를 만들어 준다. 식욕을 증진시킨다.

3) 주황 (ORANGE)

주황색은 즐거움, 행복 같은 긍정적인 감정을 불러일으키며 삶에 풍요로움을 느끼게 한다. 이는 주황이 빨간색의 육체적인 자극과 노란색의 정신적 자극의 요소들을 둘 다 가지고 있기 때문이다.

* 심리 효과 : 주황색은 화려한 느낌이 드므로 감성과 감각의 발달에 좋다.
* 신체 효과 : 일에 능률이 떨어지거나 에너지의 고갈로 창조성과 창의성이 부족할 때 주황빛을 이용하면 감수성이 높아지고 몸에 활력이 돌게 된다. 업무와 학업 효율성을 높여 주는 만큼 지루한 사무실 안에서 사용하면 신체 긴장감을 유지할 수 있는 효과를 볼 수 있다. 갑상선 기능을 자극하고

부갑상선 기능을 저하시키며, 폐를 확장시키고 근육의 경련을 진정시킨다. 식욕을 당기게 한다.

4) 녹색 (GREEN)

녹색은 자연을 대표하는 색깔로 인간의 내면과 감정을 조화시키도록 도와준다. 이 녹색은 모든 색채들에 에너지 균형을 제공하는 중심 색깔로, 스트레스 해소, 휴식이 필요할 때 본능적으로 녹색을 연상하는 경우가 많다.

* 심리 효과 : 차분하면서도 편안한 느낌을 선사하고 리프레쉬 효과가 있다. 또한 정신이 분산되는 것을 막아 집중도를 높여주고 식욕을 돌게 한다.

* 신체 효과 : 시각적으로 편안함을 주고 신경과 근육의 긴장을 완화시켜 통증을 완화한다. 스트레스와 순환장애를 겪는 이들, 알레르기와 천식과 기관지염처럼 호흡기 질환을 겪는 이들, 그리고 평소에 지나치게 긴장해 근육이 경직되어 있는 이들에게 좋은 색깔이다. 평소 사무실 같은 곳에 식

물을 많이 두는 것도 좋은 녹색 테라피가 된다.

5) 파랑 (BLUE)

파랑은 평온과 진실, 우애와 우정 등을 상징하는 색이다. 광대한 바다의 관대함과 더불어 차분한 흐름을 느끼게 해주는 색으로 너무 뜨겁지 않으면서도 편안한 색이다.

* 심리 효과 : 파란색은 통제력과 명료한 판단, 창조성을 높여준다. 맑은 정신을 유지시켜주기 때문에 차분하면서도 시원한 느낌이 강하다.

* 신체 효과 : 마음을 안정시켜 호흡을 원활하게 만들고 열이 날 때 해열 작용도 한다. 혈압과 맥박수를 낮추는 데도 좋으며, 다이어트를 한다면 식욕 감퇴 효과를 기대할 수 있다. 불면증과 두통 등 신경성 질환에 좋은 효과를 볼 수 있을뿐더러 장기간 책상 앞에 앉아 있어야 하는 학생과 수험생들에게도 좋은 색이다.

6) 보라 (VIOLET)

보라는 많은 색들 중에 가장 아름다움과 고상함, 우아함이라는 단어와 어울리는 색으로 신비함과 도도함을 가진 여인을 연상시킨다. 감성을 자극하는 색으로 은은한 활력을 부여하고 자존감을 높여준다.

* 심리 효과 : 상상력을 높여 창조적인 영감을 발휘하도록 해주며, 가벼운 흥분 상태를 지속시켜 로맨틱한 분위기를 만들어준다. 다만 심리 상태가 불안할 때는 불안감과 공포를 느끼게 할 수 있으므로 주의해야 한다.

* 신체 효과 : 몽환적이고 편안한 느낌을 선사함으로서 편두통에 도움이 된다. 또한 불면증에 효과가 있기 때문에 침실에 사용하면 잠이 잘 오게 된다. 창조성이 결여된 이들에게 새로운 자극이 되어 뇌의 활력을 북돋는다. 라벤더처럼 보라색의 식물을 활용하면 아로마테라피의 효과도 함께 볼 수 있다. 식욕을 억제하고 긴장을 줄여 주어 편두통에 효과적이다. 호르몬을 안정시키고 신경계통에 도움을 준다.

7) 갈색 (BROWN)

가을의 성숙함을 떠올리게 하는 갈색은 안정감과 편안함을 주지만 에너지가 다소 부족한 색이다. 어디서나 무난히 사용할 수 있는 색인 데다 성숙한 분위기를 느끼게 한다.

* **심리 효과** : 거부감이 없고 안정감과 편안함을 주고 불안감을 감소시키지만 건조한 느낌이나 공허감과 쓸쓸함을 주어 활력과 에너지를 감퇴시킬 수 있다.
* **신체 효과** : 기분과 수면, 면역성을 좌우하는 트립토판 아미노산의 산도를 증가시켜 정신적 고통을 없애주며 만성 피로감을 약화시켜준다.

8) 흰색 (WHITE)

순수함을 상징하는 동시에 차가운 느낌을 주며 감정과 사고를 순화할 수 있는 색이다. 다만 차가운 색조인 만큼 공허나 공포를 느낄 수 있다.

* 심리 효과 : 시원함과 동시에 가벼운 긴장감을 느낄 수 있다. 머리가 복잡할 때 대하면 마음이 맑아지는 정화 효과를 누릴 수 있고, 감정을 억누르고 결단이 필요할 때도 도움이 된다.

* 신체 효과 : 통증이 있고 열이 많이 날 때 흰색의 도움으로 증상을 완화할 수 있다. 다만 한기를 느끼거나 기운이 없을 때 대하면 증상이 심해질 수 있다.

9) 검정 (BLACK)

순수하고도 어둡고, 숭고하고 경건한 기품을 느끼게 하는 색이다. 또한 잘 쓰면 화려하고 장엄한 느낌을 가질 수 있지만, 동시에 아무것도 보이지 않는 암흑을 연상시켜 불안감을 느낄 수 있다.

* 심리 효과 : 검은색은 복합적이고 깊고 무거운 색인 만큼 좀 더 신중하게 그 효과를 고려해야 한다. 중압감에 시달리는 상태라면 과감하게 검은색은 피해야 하는 반면, 명예로움, 긍지, 자부심 등의 정신적 고양을 원한다면 좋은 효과를

볼 수 있다.

  * **신체 효과** : 불안정한 몸 상태를 가지고 있다면 잠시 잠깐 명상하듯 검은색을 즐기면 혈압 안정 등의 효과를 기대할 수 있다. 다만 마음이 무거운 상태라면 피하도록 한다.

3. 음이온과 색채가 만나면 더 건강해진다

 지금까지 살펴보았듯이 간단한 색채로 심신을 다스리는 컬러테라피는 앞으로 그 분야가 더 무궁무진해질 전망이다. 최근 들어 등장한 음이온과 색채를 이용한 조명 분야의 연구도 바로 이런 컬러테라피와 깊은 연관이 있다.

 많은 조명들 중에서도 컬러테라피와 음이온의 장점만을 결합한 LED 조명 분야는 LED음이온 램프 (조명 및 무드등), 식물성장촉진용 LED음이온 램프, 할로겐램프 대체용 LED, 파워 LED 형광등, LED 음이온 스탠드, 자전거 전용 도로용 LED 가로등 다양한 제품이 개발되고 있다.

 이 제품들은 음이온 발생과 결합해 신종 플루 및 각종 바이러스 세균에 대한 항균, 살균, 공기청정, 탈취기능을 가질 뿐만 아니라 색채 요법 효과까지 더해 심신의 안정을 도모

하는 데 효과가 있다. 아름다운 색감으로 인테리어 효과와 담배연기 및 악취제거, 청정과 건강기능이 융합된 다기능 친환경 IT제품으로, 기침, 천식, 아토피가 잦은 가정집, 애완견을 기르는 집, 정육점, 식품 판매업소, 호프집, 노래방, 레스토랑, 학교, 병원, 유치원 및 공공장소 등에 적합하다.

불필요한 자외선이나 적외선이 발생되지 않고, 주파수에 의한 빛의 산란이 없어 시력을 보호하며 더불어 전기료 절감 및 긴 수명, 음이온의 미세먼지 제거 과정 중 발생될 수 있는 흑화를 방지하는 캡이 있어 환경보호 효과까지 볼 수 있다.

LED란 무엇인가?

LED조명은 발광 다이오드(LED : Light Emitting Diode)조명을 뜻한다. 전자의 에너지 레벨이 높은 곳에서 낮은 곳으로 움직이면서 특성 파장대의 빛을 방출하는데 수명이 길고 소비전력이 적을 뿐 아니라, 시신경 피로 역시 일반등에 비해 덜하다.
또한 수은이나 방전용 가스를 사용하지 않아 친환경적이며, 반영구적으로 사용이 가능하다.

- 언론에서 보는LED

LED 빛으로 농사 짓는다

홍성창 농진청 박사팀 연구

반도체로 빛을 내는 LED(발광다이오드)가 TV와 자동차, 컴퓨터를 넘어서 농업으로까지 활동 무대를 넓히고 있다. LED를 참외에 비춰주면 수확이 늘어난다. 국화의 꽃 피는 시기를 조절해 상품성을 높일 수 있고, 해충을 쫓기도 한다. 농업(agriculture)과 광학(photonics)을 합성한 '농광학(農光學·agriphotonics)'이란 신조어(新造語)가 만들어질 정도다.

◆키다리 국화꽃 만들어

대부분의 식물은 광(光)인식 단백질인 '피토크롬(phytochrome)'을 통해 주요한 생육 작용을 조절한다. 예를 들어 식물이 봄, 여름 동안 키가 자라다 가을이 되면 꽃을 피우는 것도 피토크롬이 해 길이를 감지하기 때문이다.

농촌진흥청 홍성창 박사팀은 파장이 짧은 자외선에서부터 우리 눈에 보이는 가시광선, 파장이 긴 적외선 사이에서 어떤 빛이 피토크롬에 가장 필요한지 연구했다. 해가 진 후에도 인공 빛을 쫴 피토크롬이 작동하면 식물 생장이 빨라질 수 있기 때문이다.

홍 박사팀은 7년여 연구 끝에 들깨, 인삼, 참외에 적합한 빛을 찾아냈다. 가시광선 영역에서 파장이 긴 적색광과 적외선(赤外線)이 대부분 작물의 피토크롬 기능을 촉진했다.

홍 박사팀의 연구는 LED의 출현으로 가속화됐다. 농업에서 사용하는 인공 조명은 모든 가시광선이 다 나오는 백열등이다.

특정 파장의 빛을 골라내기 위해 특수 필름을 사용하는 경우도 있었지만, 이 필름이 국내에서 생산되지 않아 연구에 어려움이 많았다. 하지만 반도체 원리로 빛을 발산하는 LED는 원하는 색깔의 빛만을 골라 낼 수 있어 연구에 안성맞춤이었다.

파장 긴 적색광·적외선 쫴 수확량 늘리고 해충도 쫓아 사람 몸에 좋은 성분 많이 나오게 할 수도

연구진은 해가 지고 나서 참외에 LED로 적외선 근처의 빛을 쬐어 줬더니 수확량이 25%나 증가하는 것을 확인했다. 토마토, 인삼도 적외선에서 좋은 효과를 보였다. 들깨, 딸기는 적색광에서 수확이 늘었다.

LED로 국화의 개화시기도 조절할 수 있었나. 국화는 자연상태에서는 키가 20cm일 때 꽃을 피운다. 하지만 시장에서는 90cm 정도 키에 꽃이 달려 있어야 높은 가격을 받을 수 있다. 연구진은 LED로 적색광을 비춰 국화가 70cm까지 키만 자라게 했나. 그다음에 LED를 끄면 국화가 자연광을 받아 20cm 더 자라고 나서, 즉 키가 90cm일 때 꽃을 피웠다.

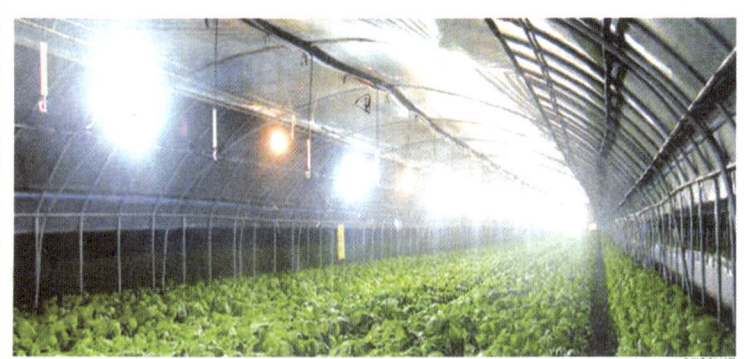

LED를 사용해 야간에 붉은색의 빛을 들깨에 비춰 주면 광합성을 촉진시켜 수확이 증대된다(아래). 붉은빛이 포함된 백열등을 비춰줘도 (위) 수확은 늘릴 수 있지만 불필요한 다른 빛도 발산하기에 에너지 소모가 크다.

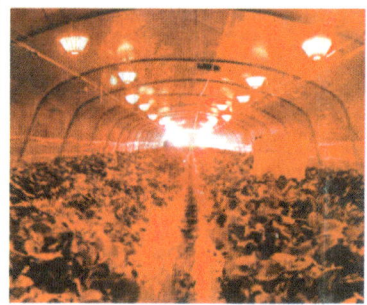
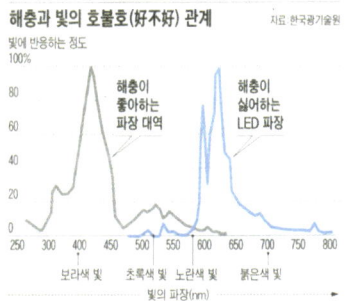

에너지 관점에서 보더라도 LED가 효율적이다. 백열등은 식물 생장에 별다른 영향을 주지 못하는 불필요한 빛까지 만들지만, LED는 꼭 필요한 빛만을 내기 때문에 에너지를 효과적으로 사용할 수 있다. 홍 박사팀은 관련 기술에 대해 지난달 중국에 특허 출원했다.

◆유용물질 늘리고 벌레는 쫓아

LED는 작물에서 인체에 유용한 성분이 많이 나오게 할 수도 있다. 미국 농무부의 스티븐 브리츠(Britz) 박사는 지난 6월 볼티모어에서 열린 '2009년 레이저와 전자광학 및 국제양자전자공학' 학회에서 "LED로 자외선을 만들어 상추에 쪼여 줬더니 항산화 물질이 늘어난 상추를 얻었다"고 발표했다.

상추에 들어 있는 항산화 물질은 자외선이 있어야 만들어진다. 자연에서 나오는 자외선은 한정돼 있다. 브리츠 박사팀은 LED를 활용해 자외선을 자연보다 더 많이 공급해 항산화 물질 생산량을 늘린 것이다. 특히 자외선이 약해지는 겨울에 브리츠 박사의 연구가 요긴하게 쓰일 전망이다.

LED를 활용하면 해충 방제 효과도 있다. 해충은 파장이 짧은 자외선 영역의 빛을 좋아하고 파장이 비교적 긴 노란색, 붉은색 영역의 빛을 싫어하는 것으로 알려져 있다. 홍 박사는 "사과, 배, 복숭아에 LED로 노란색 빛을 비춰줬더니 해충이 억제되는 것을 확인했다"고 밝혔다. 한국광기술원 김정헌 책임연구원은 "해충이 싫어하는 빛을 LED로 쏘여 주면 해충이 줄어 작황이 증진되는 효과가 있지만, 아직 노란색 빛을 내는 LED의 효율이 떨어져 이를 향상시키는 연구를 진행 중"이라고 말했다.

아직은 LED를 농가에 대량보급하기 어렵다. 현재로선 농지 1000㎡ 당 필요한 LED 비용이 1000만원이 돼 경제성이 떨어진다. 하지만 홍 박사는 "LED의 가격이 지속적으로 하락하고 있어 조만간 우리 농촌 곳곳에서 LED 농사가 보편화될 것으로 본다"고 말했다.

조호진 기자 superstory@chosun.com

출처 : 조선일보 2009년 10월 6일

4. 식탁 위에서 즐기는 컬러테라피 건강법

 현재 컬러테라피는 의학에서뿐만 아니라 인테리어, 그리고 식탁 위에서도 광범위하게 각광받고 있다. 한때 검은깨, 검은콩 같은 검은색 음식들이 인기를 끄는가 하면, 토마토의 붉은색이 몸에 좋은 성분이라는 연구 결과가 나온 적도 있다.

 이처럼 컬러 채소들이 인기를 얻는 이유는 각각의 채소들이 가진 붉은색과 주황색, 녹색, 보라색 등이 우리 몸에 중요한 영양소들을 대변하는 색들이기 때문이다. 눈으로도 즐기고, 입으로도 즐기는 이런 컬러 음식들은 앞으로도 더 많은 사랑을 빋을 전망이다.

1) 야채의 색소가 항산화작용을 한다

젊음을 유지하려면 야채를 많이 먹어야 한다는 말이 있다. 이는 야채와 과일에 있는 피토케미컬이라는 성분 때문이다. 야채는 생장하면서 어쩔 수 없이 자외선을 받게 되는데, 그로부터 자신을 보호하기 위해 피토케미컬이라는 성분을 만들어낸다. 그런데 바로 이 피토케미컬이 강력한 항산화 작용을 하는 것이다.

이 피토케미컬은 식물을 뜻하는 영어 피토(phyto)와 화학을 뜻하는 케미컬(chemical)의 합성어로, 식물의 뿌리나 잎에서 만들어진다. 이 물질은 자신과 경쟁하는 식물의 생장을 방해하거나, 각종 미생물·해충 등으로부터 자신의 몸을 보호하고, 자외선으로부터 몸을 지키는 역할을 하는데, 사람의 몸에 들어가면 강력한 항산화 작용으로 세포 손상을 억제하게 된다.

바로 이 점 때문에 미국·캐나다·일본 등 선진국들을 중심으로 컬러 야채에 대한 활발한 연구가 이루어지고 있는데 이 연구에서 피토케미컬에 대한 한 가지 중요한 사실이 밝혀졌다.

이 물질이 특히 화려하고 짙은 색소에 많이 들어 있으며 색깔별로는 붉은색·주황색·노란색·보라색·녹색에 많이 들어 있다는 점이다. 그 밖에 흰색을 띠는 마늘류·버섯류, 검은색을 띠는 콩류·곡물류에도 피토케미컬이 들어 있다.

현대인들은 어쩔 수 없이 스트레스와 불규칙한 생활을 해야 한다. 그러면서 과도한 활성산소에 시달리며 노인이 되기도 전에 생활습관병을 앓게 된다.

물론 우리 몸 안에서도 활성산소를 제거하는 항산화물질이 생겨나지만 과도해진 외부 스트레스를 이겨내기 위해서는 필요한 성분을 음식물이나 영양제도 섭취할 필요가 많아졌다.

이런 상황에서 컬러 야채들은 바로 이 강력한 항산화물질인 피토케미컬을 섭취할 수 있는 가장 소중한 통로가 아닐 수 없다. 이 야채들에 포함된 피토케미컬은 기본적으로 항산화작용을 통해 면역력을 길러주고 암 등의 질환을 예방한다는 점에서 현대인에게는 없어서는 안 되는 중요한 영양 섭취 수단일 것이다.

2) 색깔마다 다른 야채 건강법

* 피로회복, 세포 재생에 녹색 야채

초록색 음식은 신진대사를 활발하게 하고 피로를 풀어준다. 초록색 음식에는 베타카로틴이 풍부하게 함유되어 있는데, 이 베타카로틴은 우리 몸 안에 침입한 바이러스를 막아내는 항 바이러스 물질의 분비를 촉진한다.

또한 간세포를 재생시키고 폐를 건강하게 만들어주는 역할도 한다. 또한 초록색 빛깔을 만들어내는 직접적인 물질인 엽록소는 우리 몸에 더 신선한 피를 만드는 조혈 작용을 돕고, 세포 재생에도 효과가 뛰어나며, 혈중의 콜레스테롤 수치 또한 낮춰준다.

> 대표음식 : 오이, 브로콜리, 배추, 양배추, 쑥, 돌미나리, 키위, 녹차

* 노화방지, 암 예방에는 붉은 야채

붉은 빛깔을 띠는 야채와 과일의 경우는 다른 색들에 비해 항산화 효과가 탁월해 노화를 막고 암을 예방하는 효과가 있다. 이는 안토시아닌 성분이 풍부하기 때문인데, 이 안토시아닌은 망막에서 빛을 감지해 뇌로 전달하는 로돕신 생산을 도와주고, 눈에도 각종 영양을 전달하고 보충해 눈 건강을 지켜준다.

또한 역시 빨간 과일과 야채에 많이 들어있는 리코펜이라는 성분 역시 심장질환, 폐암, 전립선암을 예방 치료하는 최고의 항암 물질이다.

대표음식 : 사과, 석류, 딸기, 수박, 체리, 앵두, 토마토, 홍고추, 팥, 대추, 오미자

* 항균, 항암, 항바이러스 작용은 노란 야채

노란색 색소가 많은 야채는 항균 · 항암 · 항바이러스 · 항

알러지 등의 작용을 한다. 이 노란색에는 세포 건강을 지켜주고 면역체계를 잡아주는 동시에 항암까지 진행하는 카로티노이드라는 성분이 아주 많이 포함되어 있기 때문이다.

  이 성분은 우리 두뇌를 자극해 정신을 맑게 해줄 뿐 아니라, 신경계를 튼튼하게 만들어 피로를 풀어준다. 이외에도 노란색 야채에는 암과 심장질환을 예방하는 베타카로틴과 소화를 도와주고 몸에 활기를 부여하는 식이섬유가 풍부하게 들어 있다.

대표음식 : 파프리카, 당근, 단호박, 고구마, 감귤, 파인애플, 감, 복숭아, 살구, 자몽

* 심장병 예방과 눈 건강에 보라색 야채

보라색 과일에는 안토시아닌이라는 색소가 풍부하다. 이 성분은 동맥에 찌꺼기가 끼는 것을 막아 피의 점도를 맑게 해주어 심장 질환과 뇌졸중의 위험을 줄여준다. 또한 보라색 야채와 과일에는 바이러스를 없애는 산화방지제가 많아

소염과 살균 효과가 뛰어나다. 또 망막에서 빛을 감지해 뇌로 전달하는 로돕신의 생성을 도와 눈의 피로를 줄여준다.

대표음식 : 포도, 가지, 복분자, 붉은 양배추, 붉은 양파

* 면역력 증강과 기관지 약한 이에겐 화이트 야채

흰색 또는 담황색이 많이 나는 과일과 야채의 경우는 플라보노이드 계열의 안토크산틴이 많이 포함되어 있다. 이런 색을 가진 음식은 따뜻한 성질을 가지고 있어서 폐나 기관지가 약한 이들에게 좋다.

흰색 음식은 체내 활성산소를 방지하고 바이러스에 대항하는 저항력을 길러준다. 이 안토크산틴은 구조에 따라 다양한 성분으로 구분되는데, 그 중에 이소플라본의 경우 여성 호르몬인 에스트로겐과 같은 효과를 내므로 중년기 여성이 섭취하면 폐경기 초기 증상을 완화할 수 있다. 또한 안토크산틴은 그 외에도 동맥경화와 고혈압, 노화를 방지하기도 한다.

대표음식 : 배, 바나나, 양파, 마늘, 버섯, 콜리플라워, 알로에

참고문헌

빛과 색 자연이 빚어내는 연금술 / 변종철 / 살림
기적의 물 암 비만 우울증 치료법 / F. 뱃맨겔리지 지음 이수령 옮김 / 중앙생활사
생명의 신비 아유르베다 / 바산트 레드 지음 이호준 옮김 / 관음출판사
경이로운 색채치료 / 카시마 하루키 지음 이준 편역 / 중앙생활사
색, 색을 먹자 / 윤동혁PD / 거름
7색 채소 건강법 / 나카무라 테이지 지음 우제열 옮김 / 넥서스BOOKS
신종플루로부터 내 가족을 지키는 법 / 맘스홀릭베이비 웹진 의학정보팀 지음 내과 전문의 백상현 감수 / 산호와 진주
우리 몸은 거짓말하지 않는다 / 이승원 / 김영사
비타민, 내 몸을 살린다 / 정윤상 / 모아북스
사람의 몸에는 100명의 의사가 산다 / 서재걸 / 문학사상
인체를 지배하는 메커니즘 / 뉴턴코리아
생명의 물 기적의 물 / 김현원 / 동아일보사
물과 건강 / 앨런 바닉, 칼슨 웨이드 지음 송철복 옮김 / 도서출판 장락

맺음말

음이온이 만들어내는 친환경 세상

빛과 공기, 물은 우리 생명을 유지하는 데 있어 없어서는 안 될 소중한 자원이다. 모든 생명은 바로 이 세 자연과 함께 존재하며, 자연은 환경이라는 이름으로 인간과 관계하고 연구되어진다. 그리고 음이온은 공기의 형태로, 따라서 눈에 보이지 않는 중요성을 가지고, 우리와 함께 존재한다.

이 책은 우리가 음이온을 통해 얻을 수 있는 강력한 도움과 더불어 맑은 공기가 인간의 생존과 건강에 얼마나 중요한 영향을 미치는가를 살펴보고자 했다. 지금껏 음이온은 잘 알려지지 않은, 그러나 너무나 중요한 우리 건강의 파수꾼으로 우리 곁에 있어왔다. 그리고 현재 음이온의 과학적 성과들이 발견되면서 '눈에 보이지 않던 공기'에서 '눈에 보이는 친환경 예방제'로 각광받게 될 것이다. 또한 앞으로 더 발전할 친환경의 세상에서는 음이온의 가치가 다시금 재평가될 것이며, 음이온의 흥미로운 과학 연구들도 발전하리라 본다.

음이온과 함께 만들어갈 보다 친환경적이고 생명력 넘치는 건강한 세상에 이 책이 작은 길잡이가 되었으면 하는 바람으로 맺음말을 마치도록 하겠습니다.

2009.9.20 이 청 호